医学实在易

中医启蒙经典·名家校注南雅堂陈修园医书

陈修园
著

林朗晖
点校

俞慎初
俞长荣
黄春源
陈竹友
审阅

海峡出版发行集团
THE STRAITS PUBLISHING & DISTRIBUTING GROUP
福建科学技术出版社
FUJIAN SCIENCE & TECHNOLOGY PUBLISHING HOUSE

图书在版编目（CIP）数据

医学实在易／（清）陈修园著；林朗晖点校．— 福州：福建科学技术出版社，2019.10（2025.6 重印）
（中医启蒙经典．名家校注南雅堂陈修园医书）
ISBN 978-7-5335-5956-4

Ⅰ．①医… Ⅱ．①陈… ②林… Ⅲ．①中国医药学－中国－清代 Ⅳ．① R2-52

中国版本图书馆 CIP 数据核字（2019）第 157832 号

书　　名	**医学实在易**
	中医启蒙经典·名家校注南雅堂陈修园医书
著　　者	陈修园
点　　校	林朗晖
审　　阅	俞慎初　俞长荣　黄春源　陈竹友
出版发行	福建科学技术出版社
社　　址	福州市东水路 76 号（邮编 350001）
网　　址	www.fjstp.com
经　　销	福建新华发行（集团）有限责任公司
印　　刷	北京兰星球彩色印刷有限公司
开　　本	700 毫米 ×1000 毫米　1／16
印　　张	14.75
字　　数	196 千字
版　　次	2019 年 10 月第 1 版
印　　次	2025 年 6 月第 2 次印刷
书　　号	ISBN　978-7-5335-5956-4
定　　价	58.00 元

编者的话

陈修园（1753—1823），福建古代名医之一，其善于继承整理古典医籍，功力深厚，涉猎广泛，博采众长，学术上医文并重，法古而不泥古，继承创新并举。他注疏经典，启迪后人，是一位中医科普大家和卓越的教育家。

此套16种陈修园医书（原丛书名为“新校注陈修园医书”）自20世纪80年代由我社出版以来，深受广大中医爱好者和海内外中医界同仁的喜爱，同人脍炙，梨枣再易，总印数达50多万册，并先后荣获首届全国优秀医史文献图书暨中医药工具书银奖、全国首届古籍整理图书三等奖等多项省部级与国家级奖项。为了更好地阐发其学术价值，增强可读性，此次按现行编辑规范全面重新审读和梳理，定名为“中医启蒙经典·名家校注南雅堂陈修园医书”。

与其他陈修园医学丛书不同的是，本套丛书校注者不乏闽派著名临床医家、医史学家、我国首批500名老中医专家，他们中有原福建中医学院院长俞长荣、享医史界“南俞北马”之誉的“南俞”俞慎初教授、五世医家的林庆祥中医师。其次，此套丛书校注既遵从医古文规范精妙到位，又贴合临床，从临床角度多有发挥，更切实用性与启发性。为了凸显本套丛书的校注特色，我们基本还原和保留了校注者的校注原貌。

值此丛书问世之际，我们深切怀念“新校注陈修园医书”的倡导者、组织者、策划者——我国已故著名中医学家、医史大家俞慎初教授。此次，由俞慎初之女、“新校注陈修园医书”原责任编辑、我社原副社长副总编辑俞鼎芬编审组织联系，我们再次探访了几位校注者。在重新整理此丛书的过程中，我们深为老一辈中医药专家对中医事业的认真执着、无私奉献和不懈追求的精神所感动。他们的精神永远铭刻在我们心中，并激励着后人求索奋进。

由于原版书校注年代久远，经过多方努力，仍无法与所有校注者一一取得联系，望校注者或其亲属看到此套丛书后尽快与我社联系，我们将按有关规定寄赠样书并付稿酬。

再次感谢为此套丛书出版倾注大量心血的前辈们！

编者

2019年5月

新校注陈修园医书

前言

陈修园（1753—1823），名念祖，福建长乐人。他学识渊博，医理精湛，不仅是一位富有创见的医学理论家和医术超群的临床家，同时也是一位杰出的中医科普作家。

陈氏热爱祖国医学，以继承、发扬这一宝贵的民族文化遗产为己任，孜孜不倦地为之奋斗终身。他对古典医籍的钻研，功力深厚，涉猎广泛，并博取众长，结合个人实践体会，写出许多著作，因而自成一家。特别可贵的是，他不鄙薄貌似浅易的中医普及工作，数十年如一日，本着“深入浅出，返博为约”的精神，采用通俗易懂的文字，阐释古奥艰深的中医学理，为后学者开启了升堂入室的方便之门。

陈氏著作颇多，业经肯定的有《神农本草经读》《时方歌括》《时方妙用》《医学三字经》《医学实在易》《医学从众录》《伤寒论浅注》《金匮要略浅注》《伤寒真方歌括》《金匮方歌括》《长沙方歌括》《景岳新方八阵砭》《灵素集注节要》《女科要旨》《十药神书注解》《伤寒医诀串解》等十六种，包括了从基础到临床，从入门、普及到提高等方面的内容，体现了陈氏的理论、心法和经验。其文字质朴洗炼，畅达优美，歌诀音韵，脍炙人口；其内容深入浅出，切于实用。有人称道他的文章是“连篇累牍而不繁，寥寥数语而不漏”。他的著作，一百多年来流传广泛、影响深远，成为中医自学与教学的重要书籍。

因此，搜集、整理陈氏的医学论著，并加以发扬光大，是中医学术界一项责无旁贷的任务。为此，我们选择了陈修园著作的适当版本，进行了校勘、注释和标点断句，并由福建科学技术出版社分册出版。

祖国医学在漫长的历史发展过程中，虽然几经摧残，但仍人才辈出，代有名家，经验日益丰富，理论不断发展。此中道理，值得探讨。我们希望通过陈修园著作的校注出版，有助于更好地，全面、系统、深入地研究陈氏的学术成就和学术思想；有助于探索中医名家的成长道路，摸索中医人才的培养规律；同时，也给中医临床、教学、授徒与自学提供一份宝贵的参考资料。

然而，由于时代的局限和遵古太甚，陈氏对于祖国医药学的发展，难免认识不足，对持不同学术观点医家的批评，未免失之过激，这是学习、研究陈修园学术思想时应该注意的问题。

中华全国中医学会福建分会

“新校注陈修园医书”校注组

1981 年 8 月

点校说明

一、本书参考清道光二十四年（1844 年）南雅堂木刻本、民国六年（1917 年）上海千顷堂石印本、上海锦章书局石印本及其他有关书籍，进行校勘。

二、本书卷次、篇章均依底本排列。底本为繁体字竖排，现改为简化字横排。底本中的双行小字，今统一改为单行小字。排式变更造成的文字含义变化予径改，如“右”改为“上”，并采用现代标点。

三、底本目录与正文有出入时，依据其正文实际内容予以调整，力求目录与正文标题一致，不另出注。

四、正文标题或有阙如者，今参考各版本的底本校本予以补全，并出注。

五、凡底本无误，校本有误的，不改不注。底本引文虽有化裁，但文理通顺又不失原意者，不改不注。唯底本有误或引文改变原意时，方据情酌改，或仍存其旧，并酌情出注说明。

六、底本中的异体字、通假字、古今字，或改为简化字，或保留底本原字，并酌情出注。若显系笔误或误用字，则径改，不出注。

七、底本中某些中药名和中医名词术语具有时代特色，故中药名和中医专业术语与今通行名不同者，为保留古书原貌和时代特色，不作修改。

八、底本中疑难字句、冷僻字及重要特殊术语等，酌情简要出注。

九、为保留古书原貌，底本观点及理论不作任何删改，药物剂量亦采用旧制，个别当今已禁用或改用替代品的药物也未作改动，请读者注意甄别。

廖序

医之为道，不可谓不难也。人身脏腑经络，隐而不可见，病有内因外因、经气形质之深浅，学之良非易易，必精究岐黄仲景之遗书，探其源而通其变，则难者不难。无如业斯道者，每因古书之深奥，畏其难而不欲前，徒涉猎宋、元以后诸杂家捕风捉影之谈，欲趋易路，而不知入道之愈难也。吾乡陈修园大令[1]，以医名于代，所著《伤寒》《金匮》浅注不胫而走，几于家有其书，又虑读其书者泥于成法，弗究其理，以济乎法之穷。于是特纂一书，专破学者畏难之见，名之曰“实在易”。首详脏腑经络，集四诊之遗规，附运气之图说，悉本《内经》。编中论证定方，了如指掌。复汇集《灵》《素》原文，系各条下，俾览者因辨证而多涉古书，可以少助其识解，不至临证之际，茫乎而不知其源。高明之士，得此书为先路之导，因以溯委穷源[2]，必有以见其学之易，而忘其所以为难焉，此“实在易”之名之所以著也乎！

〔1〕大令：俗称县令。陈修园曾做过直隶威县、枣强等县县令。

〔2〕溯（sù 素）委穷源：寻找根末，研究源头，即探讨医学源流的意思。溯，追寻以往。委，属，末。《礼》：“或原也，或委也。”穷，极，尽，研究。源，本，水泉。

稿甫脱[1]，其门弟子莫不传为秘本。文孙心典能承家学[2]，续刻诸遗稿，并缮此书付梓，以广其传。吾愿读此书者，既不惮斯道之难[3]，而知其易，尤当因其易而进究其难，以无负著书之深意，则精于斯道者当必大有其人也。是为序。

道光二十四年　岁次甲辰孟夏月望日仪卿廖鸿藻[4]　拜撰

〔1〕稿甫（fǔ 府）脱：才开始脱稿。这里指《医学实在易》一书刚写完脱稿。甫，才，刚刚。

〔2〕文孙：语出《书经》，后世俗称人之孙为文孙。

〔3〕不惮（dàn 旦）斯道之难：这里指不畏医道的艰难。惮，怕。

〔4〕岁次：每岁的次序排列。古人把天干、地支相配对，按六十年顺序推移，如甲子、乙丑、丙寅……因此，1844 年岁次正好是甲辰年。　孟夏：指农历四月，按每年分四季，每季有三个月，每季的第一月曰“孟”，第二月曰“仲”，第三月曰“季”，这样孟夏正是初夏四月。

徐序

医道难言也，而于错杂疑似之中，以一字括之，何其“易”甚？修园亦不欲示人以“易”。然临证立方之时，不曰《内经》，即曰仲景，闻者不解其何谓。一遇夫见痰治痰、见血治血辈，遂心喜而来从之。修园用是忧，忧其道之弗明，而因陋就简，以徇时好，是之谓害道；忧其道之弗明，而切指其“实在”之处为下手工夫。举八脉之显证可见者为诸脉据，举一证之确然不移者为诸证据，线索在手，操纵自如，“易”之至也。示以“易”，欲人喜其“易”而读之。读之久，始知病有定名、方有定法、药有专能，一一皆归于“实在”。一遇夫见痰治痰、见血治血辈，非若前此之心喜而来从也，道于以明。修园著作甚富，任畿辅时〔1〕，恒山大水〔2〕，后民患寒疫，施方全活者不少。道过江苏中丞汪稼门〔3〕，先生阅而许可〔4〕，出是书而传于海内。

---

〔1〕畿（jī 机）辅：国都附近的地区。陈修园曾做过威县、枣强等县县令，这些地方都靠近北京，故称任畿辅。

〔2〕恒山：清代直隶曲阳县西北，为保定府曲阳县属境。

〔3〕中丞：古代官名，明清时有御史中丞、巡抚中丞。

〔4〕阅而许可：指审阅后得到赞许，认为可以出版。许，嘉许，赞赏。可，认可，同意。

今修园再到畿辅，两旬而成此书，与前著迥殊。吾知修园意唤醒刀圭家外[1]，欲养生之君子，按八脉以定八证，如执罗经以定子午[2]，目可睹，手可指，口可言，以为“易”则“易”矣。

浅识道人徐又庶　拜题

〔1〕刀圭家：古代对医者的一种别称。刀圭，古代一种量药末的器具。一刀圭为十分之一方寸匕。

〔2〕罗经：又称罗盘，即指南针，为定方向的仪器。这里指本书具有临证指导的作用。　定子午：按罗经定向，子是指北方，午是指南方。这里借喻方向明确，不致迷惑。

凡例

一 是书举浮、沉、迟、数、细、大、短、长为脉之提纲，而以同类诸脉附之。举表、里、寒、热、虚、实、衰、盛为证之提纲，而以所属诸证附之。一线到底，为向来第一明晰之书。

一 是书论证后加诗一首，所以便于记诵，间有诗与论少异者，当研究其殊途同归之妙。

一 每诗止取明白不晦，包括不遗，不以工雅取胜。其中有限于证方而不能合法者，不得不略变其体。

一 仲景《伤寒论》以六经提纲，而《金匮》为治杂病之书，则以病证之同类者合汇之。其病、证、方、治可以互参，如百合、狐惑、阴阳毒合为一篇；中风、历节合为一篇；血痹、虚劳合为一篇之类是也。此书以表、里、寒、热、虚、实、盛、衰八字为主，先列《伤寒》之表证，即以各病之属表者合之，余皆准此。其体例从《金匮要略》仿来。盖以六经钤百病为不易之定法[1]，以此病例彼病，为启悟之捷法也。

〔1〕钤（qián 钱）：原指车辖。这里作动词用，即统辖的意思。

一此书采集《神农本经》、《内经》、《难经》、仲景、《千金》、《外台》、《圣济》、《活人》各书之精华，及元明诸家、时贤著作，择其纯粹者约千百言于尺幅之中[1]，而又以时俗浅近之语出之。人人可以共晓，即素未习医，偶然得病，尽可按证用药，丝毫不错，妙在浅而易知也。若平时精究此道，一得此书，可以执此书而括各书，且于无书处而悟有书，妙在从难而得其所以易也。仁者见仁，智者见智，此中味，惟此中人领之。

一昔贤为秀才时，即以天下苍生为己任。余于辛酉孟夏试令畿辅，次年秋杪回籍读《礼》[2]，戊辰仲春又到，除奉委办公外，止是静坐读书。因思补阙尚无定期，三十余年从事于医，若能以此道公之于人，亦可起夭札而福苍生[3]，盖以有待不若无待也。

一是书成于保阳官舍，非以"易"示时医。盖甚悯有病之家，不知择医，任医所措，以致轻者变重，重者立死。不得不举其大纲而示之以"易"，俾开卷了然，胸有成竹，然后与医者周旋，一问答间，便知其贤否，而去取不误耳。己卯归田后，从游诸子屡请付梓，余又恐此书过于平易，转开简便之门，遂于每证后节录《内经》原文，以示穷流必溯其源，为中人以上说法。余老矣，学问与年俱进，以为难则非难，以为"易"则非"易"也。

先大父所著医书十余种，惟公余四种[4]、《伤寒论浅注》经手定刊行，其未刻诸书，莫不争先睹为快。

---

〔1〕尺幅之中：古指图书，这里喻《医学实在易》。

〔2〕秋杪（miǎo 秒）：指秋天之末，即农历九月的季秋。杪，树木的末梢。

〔3〕夭札：即夭死。

〔4〕公余四种：即陈修园在直隶磁、威、枣强等知县任中公余所著的《医学三字经》《时方歌括》《时方妙用》《神农本草经读》四本书。

先严在日检《金匮浅注》稿本，费数年精力，重加编纂，续付手民。尝命典曰：尔其勉承先志，尽刻遗书公于世，不宜私自秘也。典敬识之，不敢忘。岁辛丑[1]，先刊《女科要旨》四卷，续检诸遗稿。有曾承先严命校对无讹者曰：《医学实在易》凡八卷，谨缮本开雕，余编嗣出。

长孙男心典　谨识

〔1〕岁辛丑：指1841年，是陈修园死后21年。

目录

〔1〕伤寒寒证：南雅堂本作“伤寒证”，内文则阙如。此从锦章书局本改。

〔2〕卷五至卷七：各版本底本的目录中三卷下分别为“表证诸方”“里证诸方”“伤寒各方”，而锦章书局本三卷下均为“各证各方”。据内容及文义，当以前者为是。而此三卷中各具体病证目录均阙如，今据内文予以一一补正。

〔1〕补遗并外备诸方并附女科：原书各版本目录中此条目未分细目，今据内文将其分为“补遗并外备诸方”与“妇人科”两个子目。

医学实在易

闽长乐　陈念祖修园　著
男　元犀灵石　参订
孙男　心典徽菴　心兰芝亭　同校字

卷一

脏腑易知

●十二官

《素问·灵兰秘典论》云："心者，君主之官，神明出焉；肺者，相傅之官，治节出焉；肝者，将军之官，谋虑出焉；胆者，中正之官，决断出焉；膻中者，臣使之官，喜乐出焉；脾胃者，仓廪之官，五味出焉；大肠者，传导之官，变化出焉；小肠者，受盛之官，化物出焉；肾者，作强之官，伎巧出焉；三焦者，决渎之官，水道出焉；膀胱者，州都之官，津液藏焉，气化则能出矣。"按：此以脾胃合为一官，恐错简耳。《灵枢·刺法补遗篇》云：脾者，谏议之官，知周出焉；

胃者，仓廪之官，五味出焉。补此方足十二官之数也。

【按语】此处与原文有出入，所以不加引号，文中提到《灵枢·刺法补遗篇》应是《素问遗篇·刺法论》，这可能是作者或传抄校对之误。

●六脏六腑纳甲诗[1]

甲胆乙肝丙小肠，丁心戊胃己脾乡，大肠庚位原相属，牡肺《内经》云“肺为牡脏”。辛方更以详，壬水为膀胱肾癸合，三焦附丙膻膻中即心包络丁藏，旧诀云“三焦亦向壬中寄[2]，胞络同归入癸方”，今从张氏改正[3]。阳干宜纳阳之腑，阴脏配阴干理自彰。

●内景说

脏腑内景[4]，各有区处。咽喉二窍，同出一脘，异途施化[5]。喉窍俗名气管，咽窍俗名食管。喉系坚空，连接肺本，为气息之路，呼吸出入，下通心肝之窍，以激诸脉之行，气之要道，以行肌表脏腑者也。咽系柔空，下接胃本，为饮食之路，水谷同下，并归胃中，乃粮运之关津[6]，以司六腑

〔1〕纳甲：纳，处，入，归。甲，十天干之首，这里代表天干。《梦溪笔谈》：“《易》有纳甲之法，可以推见天地胎育之理。”原指十天干与八卦相合，这里列出脏腑与天干相配。此如甲、丙、戊、庚、壬属阳干，因而胆、小肠、胃、大肠、膀胱归入于阳干，即所谓“阳干宜纳阳之腑”；乙、丁、己、辛、癸属阴干，因而肝、心、脾、肺、肾归入于阴干，即所谓“阴配阴干理自彰”。说明脏归纳于阴，腑归纳于阳，简单地说就是脏腑阴阳的归纳入属。

〔2〕壬中寄：“中”字，千顷堂本作“申”字，当以“中”字为是。

〔3〕张氏：指张景岳。

〔4〕内景：语出《大戴礼》。注云：“内景者，阴道含藏也。”又道家语，《黄庭内景经注释》：“景者，神也。”这里泛指人体脏腑结构及生理功能。

〔5〕异途施化：指咽喉分别施用，各自化易。异途，分途。施，解，用。化，变易。

〔6〕粮运之关津：饮食物通过的要道。

之出纳者也。喉下为肺，谓之华盖[1]，以覆诸脏，主呼吸出入，为人身之管籥[2]。肺之下为心，为五脏六腑之君主。心有系络，上系于肺。肺受清气，下乃灌注。心之下，有心包络，即膻中也，象为仰盂，为心之外卫。凡脾胃肝胆、两肾膀胱，各有一系，系于包络之旁，以通于心。此下有膈膜，遮蔽浊气，使不得上薰心肺。膈膜之下有肝，肝之短叶中有胆附焉，此喉之一窍也。施气运化，薰蒸流行，以成脉络者如此。咽至胃，长一尺六寸，通谓之咽门。咽下是膈膜，膈膜之下为胃，主纳受饮食。胃之旁有脾，脾动则磨胃，食乃消化。胃之左有小肠，小肠上口，即胃下口，左回叠积十六曲。右有大肠，大肠上口，即小肠下口，亦盘十六曲，后趋肛门，以出滓秽。膀胱当小肠下口，受小肠泌别，其汁清者渗入于此，粗者转入大肠；脐下一寸，名水分穴，即指此而言也。膀胱上面，无所入之窍，止有下口，其出其入，全假三焦之气化施行，此咽之一窍也。资生气血，转化糟粕之出入者如此。三焦之说，古今议论不一，但以字义求之则得矣。夫所谓“三”者，取象三才[3]，其腔腹周围上下，全体包罗不遗也。所谓“焦”者，火之象也，色赤属阳之谓也。其与心包络相表里者，以三焦为脏腑之外卫，心包络为君主之外卫，犹乎帝阙之重城，故皆属阳，均称相火；而其脉络，原自相通，故为表里也。肾有二，先天之本也，居于脊膂十四椎下，两旁相去各一寸五分，形如豇豆相并；左肾为天一之水，右肾为地二之火。诸家各立议论，前后迥不相同，然群言淆乱衷于圣，余惟以《内经》为主。张隐庵与其徒朱济公问答[4]，于《内经》

〔1〕华盖：传说黄帝与蚩尤争于涿鹿之野，常有五色云气止于帝上，有花葩之象，因而仿作华盖。这里形容肺脏悬在胸膜腔里，周围没有任何黏着，被覆于心君之上，因此有华盖的称号。

〔2〕管籥（yuè 月）：原属古代乐器，这里指呼吸、发音的器官。

〔3〕三才：原指天、地、人，这里指上、中、下三焦。

〔4〕张隐庵：字志聪，清代浙江钱塘人，著《黄帝内经素问集注》《侣山堂辨》等书。

之旨，甚为晓畅，今全录于后。

朱济公问曰：有云两肾皆属水，命门居两肾之中，在脊之十四椎内，为三焦生气之原，有如坎中之满[1]，此说甚为有理。

曰：此不经之语耳[2]。夫医道始于岐黄[3]，脏腑血气之生始出入，非生知之圣[4]，孰能究其精微？奈何后学不体认圣经，反好为异说！夫人之始结胚胎，犹太极耳[5]。三月而成形，先生两肾，犹太极而生两仪。天一之水生木，木生火；地二之火生土[6]，土生金；是先天止有水火，后天始备五行。五行之中有二火[7]，合而为三阴三阳，以配六脏六腑[8]。故《灵枢·本输篇》曰：少阳属肾，此“肾”字指右肾。肾上连肺，此“肾”字指左肾。故将两脏。盖少阳乃三焦之生气，发于右肾，上合包络，为相火之原；左肾属水，上连于肺，故为两脏也。右肾而上合左膻，左肾而上连右肺，是阴阳水火互换互根之道。又《本脏篇》曰：肾合三焦膀胱。《素问·咳论》曰：肾咳不已，则膀胱受之；久咳不已，则三焦受之。是《内经》止曰肾，而原无命门之名。

---

〔1〕坎中之满：坎，八卦之一，卦象符号是☵，因中间符号接连，故称“坎中满”。坎卦属水，这里代表肾水。

〔2〕不经之语：没有依据的论断。

〔3〕岐黄：岐，岐伯。黄，黄帝。相传是中医之祖。

〔4〕生知之圣：生而知之的圣人，指具有聪明才智之人。

〔5〕太极：宋代周敦颐《太极图》曰“无极而太极”“太极是生两仪”。中医认为肾为先天之本形似太极，两肾形似两仪。

〔6〕天一、地二：天一指天癸，由于脑与肾的关系，中医谓脑部在躯干之上，象征着天，与天干有关。癸属水，所谓天一生水，因以有天癸的命名。地二，与天一的相对名词。天干在上，地支在下，肾脏居下化火，象征着地。

〔7〕二火：指少阴君火、少阳相火。

〔8〕六脏六腑：原称五脏六腑，张隐庵加心包络一脏合称六脏六腑。此外《难经·三十九难》说：“五脏亦有六脏者，谓肾有两脏也，其左为肾，右为命门……故言脏有六耳。”

盖以一肾合三焦，一肾合膀胱，是为两脏而配合两腑者也。夫人秉阴阳水火而生，若以两肾象坎，取其中满，而名命门，将何脏以象离[1]？取其中虚，而又名何物乎？学者不可为前人所惑。

济公复问曰：《难经》谓右肾主男子藏精、女子系胞。师言为相火生气之原，是左肾主水，右肾主火，精水止生于左，而胞当偏于右矣。曰：非此之谓也。夫天地阴阳之道，在无形之气，曰阴曰阳；有形之征，曰水曰火；在人之元神，曰气曰精。天一生水，地二生火，阴中有阳，阳中有阴，两肾之气，交相贯通，左右皆有精有气。水即是精，火即是气，阴阳水火，互相资生，否则孤阳不生，独阴不长矣。夫藏精系胞之说，亦不过分别男女而言。然五脏主藏精，在女子未尝无精。胞为血海，膀胱为胞之室，在男子亦未尝无胞者也。胞之所系，盖言天主生物，地主成物，故系于右，乃气之所感，非胞之连络于右肾也。如云：日月星辰系焉，亦大气之所载，日月运行，星移斗转，又何尝有所系带乎！

● 心说

心，火脏，身之主，神明之舍也。《小篆》尝言：心字，篆文只是一倒火字耳。盖心，火也，不欲炎上，故颠倒之，以见调燮之妙也[2]。祝无功曰：庖氏一画[3]，直竖之则为“丨”，左右倚之则为“丿”为“㇏”，缩之则为“丶”，曲之则为“乚”，“乚”“丶”圆而神，“一”“丨”“丿”

〔1〕离：八卦之一，卦形为☲，象征火。《易·说卦》：“离为火、为日、为电。”

〔2〕调燮（xiè 谢）之妙：这里指心与火二字构造象形接近，调和合理。燮，和，治理。

〔3〕庖氏：伏羲氏，又称庖羲，是古代帝名。相传他始画八卦，造书契文字，教民佃渔畜牧。

“㇏”方以直。世间字变化浩繁，未有能外“一”“丨”“丿”“㇏”结构之者，独心字欲动欲流，圆妙不居，出之乎“一”“丨”“丿”“㇏”之外，更索一字与作对不得。正以“心”者“新”也，神明之官，变化而日新也。心主血脉，血脉日新，新新不停，则为平人，否则病矣。其合脉也，其荣色也，开窍于舌。

【按语】陈修园集自《内》《难》两经的内景说，是初具古代解剖雏形的观点。《内经》说：“其死可解剖而视之。”中医理论因为长期受封建思想的影响，不能在原有基础上得到应有的发展，所以部分观点是凭主观臆测的。通过学习这篇内景说，我们认为，不但要在临床中寻找中医理论的依据，且必须具备现代解剖学、组织学的知识，对它加以必要的补充，这样才能使中医学的内景论益趋完善。

文中所云“膀胱当小肠下口，受小肠泌别，其汁清者渗入于此，粗者转入大肠”等，皆不能单从解剖位置来看。李士材《医宗必读》说：“小肠下口，至是而泌别清浊，水液渗入膀胱，滓秽流入大肠。”中医认为小肠的另一功能是管理水液的吸收代谢，所以不能单从现代解剖位置上来认识，而应从临床治验当中探讨它的功能作用。

至于受盛、化物，乃标志着小肠储存食物以进行消化、分解和吸收的作用，说明古人对小肠的解剖和功能是有一定认识的。至于三焦和命门、胞系等，虽解剖学没有明确所指，然而它的功能早已在临床辨证中得到证实。

●肝说

肝木脏，魂所藏也。肝者干也，以其体状有枝干也。又位于东方，而主生气〔1〕。时医昧其理，反云肝无补法，宜凉伐。只泥木克土之一说，而

〔1〕主生气：一年春、夏、长夏、秋、冬五季之中，肝是属于春季。自然界春时之气，万物生长，故称主生气。

不知后天八卦配《河图》之象[1]，三八为木居东[2]，即后天震巽之位[3]，巽上坤下则为观[4]。《易》曰：“观天之神道而四时不忒[5]，上坤下震则为复[6]。《易》曰：“复则见天地之心乎，为义大矣哉。”其合筋也，其荣爪也，开窍于目。

【按语】陈修园以卦爻辞论证脏腑，意在说明肝的重要，官能持正（下文有“肝主仁，仁者不忍”句），认为不必过分拘泥于木克土之说。作者强调肝的重要性，目的是告诫人们少用凉伐，以免损及筋、爪、目等官窍。

---

〔1〕八卦配《河图》：传说盘古之前天地还未开辟，呈浑然一体状态，名曰混沌，为太极之象。伏羲氏王天下，龙马负图出于河，通称《河图洛书》。遂按河图之文划出八卦，衍生开来。

〔2〕三八为木居东：三八出自《河图洛书》数理。整句是：一六居下，二七居上，三八居左，四九居右，五十居中，分出上、下、左、右、中。推衍五行，居下属水，居上属火，居左属木，居右属金，居中属土。这里五行喻五脏，陈修园强调“三八木居东”，主张肝木为东方生发之机，在人体中起着重要的作用。

〔3〕震巽之位：震，八卦之一，《易经》“震为雷”，在天为雷，在方位属东，在五行属木。巽，八卦之一，“巽为风”，在天属风，在方位亦属东。此二卦，在脏均属肝。

〔4〕巽上坤下：均八卦之一。巽为风在上，坤为地在下。

〔5〕观天之神道而四时不忒（tè 特）：指八卦与天文、气象、季节、方位、五行、脏腑等有规律的联系，不会差错变更。观天之神道，观察天之神机规律。四时不忒，四时的规律不会变更。

〔6〕上坤下震则为复：《易经》中“地雷复”“风地观”都是属六十四卦爻辞。震下坤上为“复”，震属木，坤属土，木为肝，土为脾，土木无忤，即肝脾调和。复卦初九一阳在下，少阳之象也。一阳复生，则有亨通之势，寓木能疏土之意。

●脾说

脾为土脏，藏意与智〔1〕，居心肺之下，故从卑。又脾者裨也，裨助胃气，以化谷也。《经》云“纳谷者昌”〔2〕，其在此乎。其合肉也，其荣唇也，开窍于口。

【按语】脾功能良好则肌肉丰满，口唇红润，食欲旺盛；脾病时则肌肉消瘦，口唇色淡，胃口不佳。故称合肉、荣唇、窍口。

●肺说

肺，金脏，魄所藏也。肺者，沛也〔3〕，中有二十四孔，分布清浊之气，以行于诸脏，使沛然莫御也。《内经》曰：“肺恶寒。”又曰：“形寒饮冷则伤肺〔4〕。”勿只守火克金之一说也。其合皮也，其荣毛也，开窍于鼻。

【按语】肺功能良好时，则皮毛润泽。肺若有病，则皮毛枯燥。肺伤风，则鼻塞流涕。故称合皮、荣毛、窍鼻。

《疏》载：“附气之神为魂，附形之灵为魄。”《内经选读》载：“魄，属于本能的感觉和动作；魂，属于精神活动之一。”中医认为精神活动与肝、肺有关，精神活动的反常，可以影响到肝、肺功能，故称“肝藏魂，肺藏魄”。

---

〔1〕藏意与智：意，计虑。智，谋略事理。古人认为这些活动与脾有关。

〔2〕纳谷者昌：李东垣认为“脾胃俱旺，则能食而肥；脾胃俱虚，则不能食而瘦”。脾的功能良好，进入饮食物多，人就健壮。纳，进入。谷，饮食物。昌，盛，强健。

〔3〕肺者，沛也：沛，高大。《左思赋》：“直冲涛而上濑，常沛沛以悠悠。”《内经》：“诸气皆属于肺。”指肺位置最高，统率诸气。

〔4〕形寒饮冷则伤肺：马元台：“肺本属金，金之体寒，而受寒则病。”古人认为肺为“娇脏”“主皮毛”，凡感受寒邪、饮食生冷，最易伤肺。

●肾说

肾，水脏，藏精与志[1]。华元化谓[2]：“为性命之根也[3]。”又：“肾者，任也[4]，主骨而任周身之事，故强弱系之。”《甲乙经》曰[5]：“肾者，引也[6]，能引气通于骨髓。”《卮言》曰[7]：“肾者，神也[8]，妙万物而言也。”其合骨也，其荣发也，开窍于二阴。

【按语】肾气充足，则骨质坚固，头发乌黑茂密，二便正常。肾气亏损，则头发干枯易脱落，骨质疏松而软弱无力，二便失常，故称合骨、荣发、开窍于二阴。

●胃说

胃属土，脾之腑也，为仓廪之官，五谷之府，故从田[9]，田乃五谷所出，

---

〔1〕藏精与志：《素问·上古天真论》：“天癸竭，精少，肾气衰。”肾精又称元阴。志，心之所用。中医认为记忆力强，是肾功能良好的表现。

〔2〕华元化：即华佗，东汉名医。

〔3〕性命之根：肾主水，男子藏精，女子系胞，含命门火，生髓通于脑，主纳气，这些都是性命根本所系。

〔4〕肾者，任也：任，担负，指肾担任周身重要官能，又因“任”与“妊”通，女子胞络系于肾，故妊娠与肾有关。

〔5〕《甲乙经》：指《针灸甲乙经》，为晋代皇甫谧撰，系论针灸之术专书。

〔6〕肾者，引也：引，《易经》“引而伸之”，通导之意。肾气充足，引伸骨髓充盈通达。

〔7〕《卮言》：指《医暇卮言》，为清代程林撰。

〔8〕肾者，神也：肾藏精气，肾中精气充足，则巧妙而善于变化万物。神，神灵，精气为神。

〔9〕从田：胃字的上半部是田字，故说“从田”。田乃五谷所出，认为胃是干纳受传化五谷的器官。

以为五谷之市也。又胃者，卫也，水谷入胃，游溢精气，上出于肺，畅达四肢，布护周身，足以卫外而为固也。

●膽说

字从詹[1]，不从旦。胆音檀，乃口脂泽也[2]，与膽不同。今从胆者，乃传袭之误也。

膽属木，肝之腑也，为中正之官[3]，中精之府[4]，十一经皆取决于膽。人之勇、怯、邪、正，于此詹之，故字从詹。又膽者，担也，有膽量方足以担天下之事。肝主仁，仁者不忍，故以膽断，膽附于肝之短叶间，仁者必有勇也。

【按语】上述有关胆的记载，涉及到大脑中枢的功能，古人把胆与脑、髓等并称为“奇恒之腑”。

●大肠小肠说

大肠，传导之官，变化出焉，属金，为肺之腑。小肠，受盛之官，化物出焉，属火，为心之腑。人纳水谷，脾化气而上升，肠则化而下降。盖以肠者，畅也，所以畅达胃中之气也。肠通畅则为平人，否则病矣。

---

〔1〕字从詹：詹，充足。《吕氏春秋》：“不充则不詹。”这里指胆汁分泌充足。

〔2〕乃口脂泽也：古“胆”字解释为口脂之润泽，并非脏腑之名。此外，古字“詹”与“占”通。人之勇、怯，皆可占之于胆量。

〔3〕中正之官：《左传》“举正于中”，为不偏不倚。唐容川提出，“胆火太过者，不得乎中，则失其正”，“不及者每存惧怯”，“胆气不刚不柔，则得成为中正之官而临事自有决断”。

〔4〕中精之府：《难经·四十一难》：“胆在肝之短叶间，重三两三铢，盛精汁三合。”古人认为“胆为清净之府”。

● 三焦说

三焦者[1]，上、中、下三焦之气也。焦者，热也，满腔中热气布护，能通调水道也，为心包络之腑，属火。上焦不治，则水泛高源；中焦不治，则水留中脘；下焦不治，则水乱二便。三焦气治，则脉络通而水道利，故曰“决渎之詹”。

● 手心主说即心包络

心乃五脏六腑之大主[2]，其包络为君主之外卫[3]，相火代君主而行事也，所以亦有“主”名。何以系之以手？盖以手厥阴之脉出属心包，手三阳之脉散络心包，是手与心主合，故心包络称“手心主”，五脏加此一脏实六脏也。

---

〔1〕三焦：没有一定的脏器可见。它的涵义，历代医家见解不一，归纳起来有下列几方面：①《素问》：“三焦者，决渎之官，水道出焉。”这里似指泌尿系统。②《难经·三十一难》：“三焦者，水谷之道路。”这又似包括消化系统。③《中藏经》，“三焦者，总领五脏、六腑、营、卫、经、络、内、外、左、右、上、下之气也”，“和内调外，营左养右，导上宣下，莫大于此也”。似为调节机体完整性的一种机构及功能。④认为是胸腹腔全部。横膈膜以上的胸腔部分属上焦，心、肺及胃上口都是在上焦领域内进行工作的。上腹腔部分属于中焦，脾（胰）、胃及小肠，都是在中焦领域内进行工作的。下腹腔部分属于下焦，肝、肾、膀胱和大肠，都是在下焦领域内进行工作的。（李聪甫《中医生理学之研究》）

〔2〕大主：大主宰。

〔3〕包络为君主之外卫：心包络居心之外围，职司保护心脏，代心受邪，代心行使各项使命。

● 膀胱说

膀胱属水，为肾之腑。《经》云："膀胱者，州都之官〔1〕，津液存焉，气化则能出矣。"言其能得气化而津液外出滋润于皮毛也。若水道之专司，则在三焦之腑。故《经》云："三焦者，决渎之官，水道出焉。"言其热气布护，使水道下出而为溺也。《内经》两"出"字，一为外出，一为下出，千古罕明其旨，兹特辨之。又膀者旁也，胱者光也，言气血之元气足，则津液旁达不穷，而肌腠皮毛，皆因以光泽也。

● 命门说

人之强弱寿夭，全系命门。命门不是右肾，亦非两肾中间，更非督脉十四椎下命门之俞穴。考之《内经》，太阳根于至阴，结于命门，命门者，目也。《灵枢》"根结篇""卫气篇"，《素问·阴阳离合论》，三说俱同。后读《黄庭经》云"上有黄庭下关元，后有幽门前命门"，方悟其处。凡人受生之初，先天精气，聚于脐下，当关元、气海之间。其在女者，可以手扪而得，俗名产门；其在男者，于泄精之时，自有关阑知觉。此北门锁籥之司〔2〕，人之生命处也。又考越人"七冲门"之说〔3〕，谓飞门，唇也；户门，齿也；吸门，会厌也；贲门，胃之上口也；幽门，大仓下口也；阑门，小肠下口也；魄门，肛门也。便溺由气化而出，又增溺窍为气门。凡称之曰门，皆指出入之处而言也。况身形未生之初，父母交会之际，男之施由此门而出，

〔1〕州都之官：陆士谔《医学南针》引唐容川曰："凡人饮食之水，无不入于膀胱，膀胱如人身之洲渚，故曰州都之官。"

〔2〕北门：北方属水，北门指水门。　锁籥：即锁钥。喻把守关口。

〔3〕越人：即秦越人，战国时代名医。

女之受由此门而入，及胎元既足，复由此门而生，故于八门之外，重之曰命门也。古人标此名目，欲养生家知所专重，医者若遇元气虚脱之证，或灸关元、气海，或速投肉桂、附子，以为起死回生之计，非以命门平列脏腑之中也。

【按语】关于“命门”，古代医家有多种说法，大体归纳于下。

（一）《难经》：“其左为肾，右为命门。命门者，谓精神之所舍也，男子以藏精，女子以系胞，其气与肾相通，故言脏有六耳。”

（二）《内经》：“七节之旁，中有小心，此处两肾所寄。”赵献可《医贯》把它指为命门。

（三）《景岳全书》提出，“命门为精血之海，脾胃为水谷之海，均为五脏六腑之本，然命门为五脏之根”，“命门为化生之源，得先天之气也”。

（四）李梴《医学入门》：“头旋者，命门系上透泥丸，阳虚则头旋也。”

（五）陈士铎《石室秘录》：“心得命门而神明有主，始可以应物；肝得命门而谋虑；胆得命门而决断；胃得命门而能受纳；脾得命门而能转输；肺得命门而治节；大肠得命门而传导；小肠得命门而布化；肾得命门而作强；三焦得命门而决渎；膀胱得命门而收藏；无不借命门之火以温养之也。”

附录　高士宗部位说[1] 先生讳世栻，注《灵枢》《素问》二种行世

部位者，头、面、胸、背、胁、腹、手、足，各有所属之部，所主之位也。头为三阳之首，三阳者，太阳也。自印堂至额颅，上颠顶，皆足太阳经脉之部，故曰头为三阳之首也。两颧属肾，《刺热论》云：“色荣颧骨，其热内连肾也。”两目为肝之窍，而五脏精华皆注于目，故瞳神属肾，黑眼属肝，

〔1〕高士宗：字世栻。清代杭州人。从张志聪学医，著有《素问真解》《医学真传》等书。

白眼属肺，内外眦肉属心，眼包属脾。两鼻为肺窍，而位居中央，又属乎脾，鼻内口鼻交通之处，则为颃颡，又为畜门，乃肝肺相交之部也。口为脾窍，内外唇肉，脾所主也。舌为心苗，齿为骨余，而齿龈则为牙床，又属乎胃。舌之下腮之内，为廉泉、玉英，乃水液之上源也。耳为肾窍，又心亦开窍于耳。胃足阳明之脉，起于鼻，交頞中，循鼻外，入齿中，挟口环唇。胆足少阳之脉，起于目锐眦，上抵头角，循耳后，入耳中，出走耳前，此头面之部位，各有所属也。头面以下，前有咽喉，后有颈项；喉居右，咽居左；喉为气管而硬，咽为食管而软。咽喉之中，则为吭嗓；吭嗓之上，则为舌本，舌本居下腭之尽；而上腭之尽，则为小舌，所谓会厌也。太阴脾脉络舌本，少阴肾脉络舌本，阳明胃脉络舌本。咽喉之外，则有动脉，居乎两旁，所谓人迎之脉，乃胃足阳明之脉也。人迎之下，锁骨空处，则为缺盆，肺所主也。又阳明经脉行身之前，自面部而至胸膈，皆阳明经脉所主也。缺盆之下，两乳之上，谓之膺中；膺中之中，谓之上膈，即上焦也。《经》云："上焦开发，宣五谷味，熏肤，充身，泽毛，若雾露之溉也。"上膈而上，谓之膈中，即胸膈也。胸膈之间，谓之膻中，膻中即心包络也。心包主血、主脉，横通四布；包络之下，即有胃络；两络而相通，而横布于经脉之间。胸乃心主之宫城，而包络包乎心之外。肺为五脏之长，而盖乎心之上。心窝之下，谓之中焦，胃有三脘，上焦之旁，即上脘也；中焦之旁，即中脘也；下焦之旁，即下脘也。头面之下，后有颈项，项之中央，名为风府；项之两旁，名为风池；项下高耸大椎，乃脊骨之第一椎；自脊骨而下，至七节之两旁，名为鬲俞。《经》云："七节之旁，中有小心。"以明鬲俞之穴，乃心气之游行出入，而太阳经脉行身之背，此胸背之部位，各有所属也。胸膈之下，腹也；胸膈下侧，胁也。前胸后背，而胁则居胸背之间，行身之侧，胁之上为腋，胁之下为季胁。太阳行身之背而主开，阳明行身之前而主阖，少阳行身之侧而主枢。舍开则不能阖，舍阖则不能开，舍枢则不能为开阖，是枢者，乃开阖之关键也。大腹名为坤土。坤土，太阴之脾土也。大腹之上，下脘之间，名为中土。中土，阳明之胃土也。大肠名回肠，盘旋于腹之左右，小肠居大肠之前，脐乃小肠之总结，而贴脐左右，乃冲脉所出。《经》云："冲脉于脐左右之动脉者是也。"脐之下则为小腹，小腹两旁，名为少腹。小腹者，少阴水脏、膀胱水府之所属也。少腹者，厥阴肝脏、胞中血海之所居也。血海居膀胱之外，名曰胞中，膀胱居血海之内，故曰膀胱者，胞之室也。从小腹而入前阴，乃少阴、太阴、阳明三经之属。《经》云："肾开窍于前后二阴。"是前阴者，属少阴也。《经》云："前阴者、宗筋之所聚，太阴、阳明之所合也。"又："阳明主润宗筋。"是前阴又属太阴、阳明也。阴囊卵核，乃厥阴肝经之所属，故《经》云："厥阴病则舌卷囊缩。"舌卷手厥阴，囊缩足厥阴也。又云："厥阴气绝，则卵上缩而终。"此胁腹之部位，各有所属也。两手两足曰四肢，两手之上，则有肘腋；两足之上，则有腘髀；两肘两腋，两腘两髀名曰八溪。从臂至手，乃手太阴肺金所出，而兼手少阴厥阴，此手之三阴，从胸走手也。从足至股，乃足太阴脾经所出，而兼足少阴厥阴，此足之三阴，从足走腹也。夫手足三阴三阳，十二经脉，交相通贯，行于周身。手之三阴，从胸走手；手之三阳，从手走头，是手三阴三阳而循行于手臂矣。足之三阳，从头走足；足之三阴，从足走腹，是足三阴三阳而循行于足股矣。此手足之部位，各有所属也。

经络易知

●十二经脉起止图

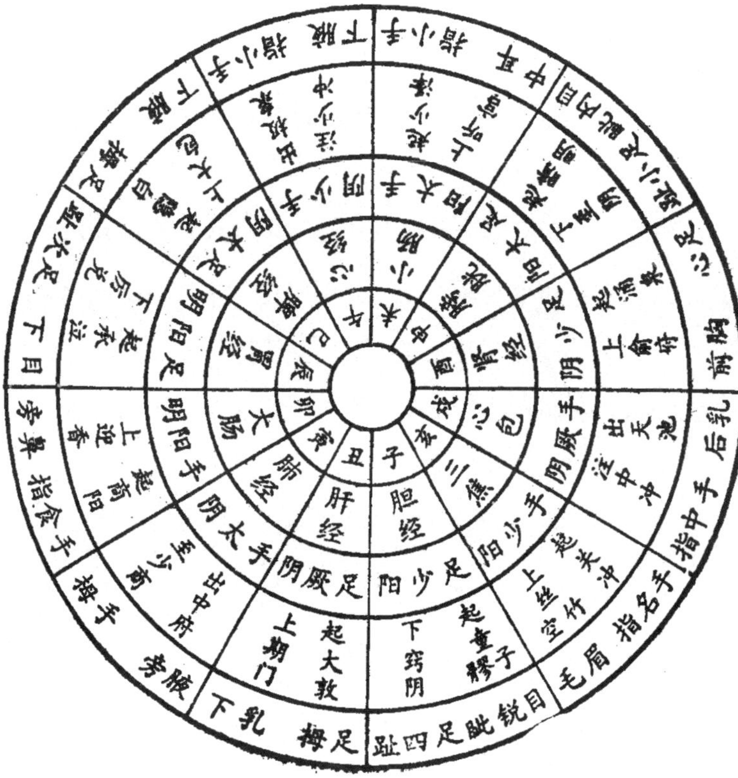

● 十六络穴图

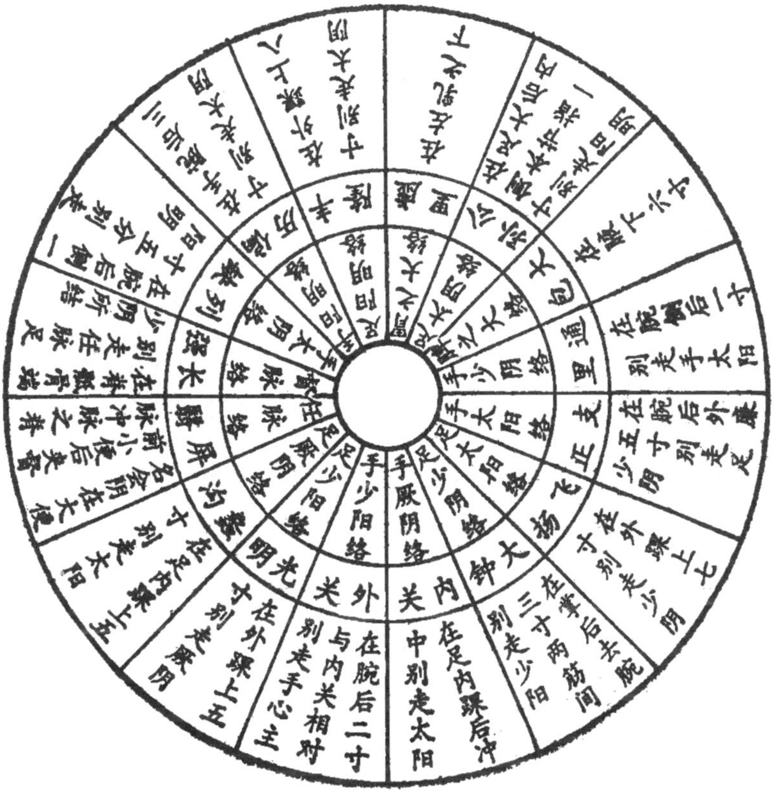

● 经络说

医辈于经络之起止、出入部穴等，每苦其难，今约言其概，再按《铜人图》经穴[1]，合上二图则得矣。

〔1〕《铜人图》：即《铜人腧穴针灸图经》，三卷，宋代王维德撰。复铸铜人为式，分脏腑十二经，旁注腧穴所会，以传于世。

手太阴肺脉，起于中焦，腋旁中府穴。横出腋下，循臂内，出手大指少商穴，历次指而交于手阳明之大肠。大肠之脉，起于手大指之次指商阳穴，循臂外，入缺盆，上面，挟鼻孔鼻旁迎香穴，而交于足阳明胃脉。胃脉起于鼻頞中目下承泣穴，至頞颅，循喉咙，下膈，挟脐，入膝膑，下足跗，出足大趾次指厉兑穴，而交于足太阴之脾脉。脾脉起于足大趾隐白穴，上膝股之前，入腹，上膈，连舌本，注心中，循腋下大包穴，而交于手少阴之心脉。心脉起于心中，出腋下极泉穴，上肺，挟咽，出腋下，循臑内[1]，抵掌骨，注手小指之内少商穴，而交于手太阳之小肠。小肠之脉，起于手小指少泽穴，出手踝，循臑外，交肩上，入耳中听宫穴，至目内眦，而交于足太阳之膀胱。膀胱之脉，起于目内眦睛明穴，从头下项脊，循背膂，下腿后，至足小指外侧至阴穴，而交于足少阴之肾脉。肾脉起于足小指，循足心涌泉穴，上腘股，贯脊，上贯肝膈，入肺，挟舌本，注胸中胸前俞府穴，而交于手厥阴之心包。心包之脉，起于胸中，出乳后天池穴，循胸，出胁，入肘，循臂，过掌中，注手中指中冲穴，循小指之次指，而交于手少阳之三焦。三焦起于手小指之次指即名指也，关冲穴，循手臂，出臂外，贯肘，上肩，入耳中，出耳前后，上眉毛丝竹空穴，至目锐眦，而交于手少阳之胆脉。胆脉起于目锐眦瞳子髎穴[2]，循耳后至肩，合缺盆，下胸中，过季胁，出膝，循足跗，下足四指窍阴穴，出足大指，而交于足厥阴之肝脉。肝脉起于足大指丛毛之际大敦穴，从腘股而上，过阴器，抵小腹，上入乳下期门穴，而交于手太阴之肺脉。是为十二经脉之一周，乃头面、胸背、手足各有所属，而为周身之部位。

---

〔1〕臑（nào 闹）：自肩至肘前侧靠近腋部的隆起的肌肉。《礼经释例·释牲》：“肩之下谓之臂，臂之下谓之臑。”

〔2〕瞳子髎（liáo 聊）：穴位名，在目外眦处。

●十二经诗

手三阴从脏行于手，从手行头是手三阳。足之三阳头走足，足三阴从足上腹要参详。手太阴肺经、手少阴心经、手厥阴心包经皆从脏走至手。手阳明大肠经、手太阳小肠经、手少阳三焦经皆从手走至头。足太阳膀胱经、足少阳胆经、足阳明胃经皆从头下走至足。足太阴脾经、足少阴肾经、足厥阴肝经皆从足上走入腹。十二经外又有督脉起自屏翳穴，至唇内上龈交穴止。任脉起自会阴穴，至下龈交穴止。合上十二经，共十四经。

●十六络诗

脉经列缺络，偏历属大肠。胃有丰隆络，脾则公孙详。心经络通里，支正属小肠。飞扬膀胱络，肾络大钟彰。内关手心主，外关三焦藏。胆络光明穴，蠡沟肝莫忘。任脉尾翳会，督脉络长强。更有大包脾大络，胃之大络虚里在左旁。诸经之络唯一，而脾胃之络各二，何也？盖以脾胃为脏腑之本，十二经皆以受气也。

●十二经气血流注诗旧本〔1〕

肺寅大卯胃辰宫，脾巳心午小未中，膀申肾酉心包戌，亥三子胆丑肝通。

【按语】古人认为十二地支所主时间与人体气血运行密切相关。十二地支从寅时开始，与十二经脉从手太阴肺经开始循行相对。具体地说，经脉的手太阴肺配主时的地支寅；手阳明大肠配卯；足阳明胃配辰；足太阴脾配巳；手少阴心配午；手太阳小肠配未；足太阳膀胱配申；足少阴肾配酉；手厥阴心包配戌；手少阳三焦配亥；足少阳胆配子；足厥阴肝配丑。这样每主时地支均有相应的经脉、所主脏腑、所运气血、流注通过，环周不休。

〔1〕气血流注：指十二经脉气血运行贯注于脏腑。

十二经气血流注供针灸取穴及脏腑气血辨证参考，它是否符合生物体内的时钟运行？尚有待于研究探讨。

●十二经气血多少诗旧本

多血多气君须记，手经大肠足经胃；少血多气有六经，三焦胆肾心脾肺；多血少气分四经，膀胱小肠肝包系。

【按语】人身脏腑经络都是表里相合、阴阳相应。所以十二经脉气血虽有多少的差异，但其间通过相合的关系，从而亦趋于均衡协调。如太阳经多血少气，则少阴经少血多气；少阳经少血多气，则厥阴经多血少气。凡是阳经有余的则阴经不足，阳经不足的则阴经有余，这是经脉自然规律。唯其中阳明是生化之源，所以气血皆多。

十二经气血多少的理论，对于临床治疗是有一定指导意义的。如《素问·血气形志》说："刺阳明，出血气；刺太阳，出血恶气；刺少阳，出气恶血；刺太阴，出气恶血；刺少阴，出气恶血；刺厥阴，出血恶气也。"

这里所说恶血、恶气的"恶"字，作"不宜"解。恶血即不宜出血，恶气即不宜出气。太阳、厥阴，因其均为多血少气，故均宜出血，不宜出气；少阳、少阴、太阴，因其皆为多气少血，故均宜出气，不宜出血。总之，凡是多血少气者，可泻其血而勿可伤其气；多气少血者，可泻其气而勿可伤其血。

四诊易知

望、闻、问、切，谓之四诊，兹采各书之要言不烦者，而列于左。

●望色说

额心，鼻脾，左颊肝，右颊肺，颧肾，面上之部位可察也。肝青，肺白，心赤，脾黄，肾黑，面上之五色可察也。部位察其相生相克，五色察其有神无神。大抵外感不妨滞浊，久病忌呈鲜妍，惟黄色见于面目，既不枯槁，又不浮泽，为欲愈之候。

望色诗

春夏秋冬长夏时，青黄赤白黑随宜，左肝右肺形呈颊，心额肾颧鼻主脾。察位须知生者吉〔1〕，审时若遇克堪悲，更于黯泽分新旧，隐隐微黄是愈期。

按：《内经》以颧骨属肾等句，与此互异。此从幼科面上图说录出，虽云简便，须当以《内经》为主，高士宗部位说宜熟读之。

【按语】上述头面部的望诊以五官为主，划出不同区域，相应不同脏腑，相配不同颜色。但在长期临床实践中，又发展为青色主风、寒、痛、惊风等；赤色主热；黄色主湿热、寒湿、血虚等；白色主虚寒；黑色主寒、痛、劳伤及血瘀等。审察不同部位色泽的变化，可为人体疾病定性定位提供部分依据。

---

〔1〕察位须知生者吉：上述五季、五行、五色、五脏配面部位置以相生为顺。比如夏季，在五行属火，在五色属赤，在五脏属心，在面部应额。其位置、颜色、季节等均属相应之候。如果额部在夏季见青绿色（属木色，木生火），这属相生的征象。所以说“察位须知生者吉”。但在夏季额部若见黑色（属水色，水克火），这是相克的征象，在望诊上为禁忌之候，所以说“审时若遇克堪悲”。余理类推。

● 辨舌说

望色外又有辨舌之法：舌上无苔为在表，鲜红为火，淡白为寒。指无苔言。若有白苔为半表半里，黄苔为在里，黑苔病入少阴多死。苔润有液者为寒，苔燥无液者为火。舌上无苔，如去油猪腰子为亡液，名镜面舌，不治。又宜与病证相参，不可执一。

辨舌诗

舌上无苔表证轻[1]，白苔半表半里古章程，热证舌色红寒淡参看其枯津枯而红，热证无疑，否则再辨。润，色淡而润，寒证无疑。否则再辨。阴黑少阴热化舌黑，宜黄连鸡子汤、大承气汤；少阴寒化舌黑，宜白通汤、通脉四逆汤。阳黄阳明证舌苔黄实者可下，虚而不实者不可下。辨死生。全现光莹阴已脱，舌无苔，如去油猪腰，名镜面舌，不治。微笼本色气之平，淡红中微笼些少白苔，为胃气无，病舌也。前人传有三十六，《金镜·三十六舌》。采摘多歧语弗精。

【按语】舌与苔要分看，要互参。舌是辨元气衰盛，苔是辨证候深浅。在一定条件下，辨舌质比舌苔更为重要。

舌之有苔，中医比喻为地之有草，为胃气上蒸的表现。光剥无苔，说明胃气受损，正气已虚。光剥须分绛红与浅淡，一是阴亏，一是气阴两伤（主要气伤），是久病体质衰损，营卫严重失调的表现。

● 闻声说

气衰言微者为虚，气盛言厉者为实。语言首尾不相顾者为神昏，狂言怒骂者为实热，痰声漉漉者死。新病闻呃者为火逆，久病闻呃者为胃绝。大抵语言声音不异于平时为吉，反者为凶。

---

〔1〕舌上无苔表证轻：无苔表示表证较轻。“苔”原文作“胎”，二字相通，今从“苔”。无苔，并非光剥，应理解为苔质稀薄。中医认为有一分薄苔，就有一分表证。

闻声诗

言微言厉盛衰根[1]，谵语实邪胃有燥屎错语首尾不相顾而错乱为神惛[2]，虚呃痰鸣非吉兆[3]，声音变旧恐离魂[4]。

其二 僧自性著

肝怒声呼心喜笑，脾为思念发为歌，肺金忧虑形为哭，肾主呻吟恐亦多。

【按语】古人认为五脏各有特点，闻声可推测脏腑病变，如肝发呼叫、心发喜笑、脾发歌吭、肺发哭泣、肾发呻吟。这里所指不同发音涉及五脏病变，仅作脏腑辨证的参考。还应以肝为将军、心为君主、脾为谏议、肺为相傅、肾为作强等各自官能与七情相关的中医脏腑理论来论证。

● 问证说

问证是医家第一要事，李士材三书言之详矣[5]。兹集隘不能多登[6]，止取张景岳“十问”而注之[7]。

---

〔1〕言微言厉：微，声音低微，属阴证衰弱不足。厉，声音壮厉，属阳证亢盛有余。

〔2〕谵语：声音粗壮，语无伦次，为实热证。　错语：出言错乱，神明不清，多属阴证。

〔3〕虚呃：呃逆无力，声音低微，体力虚衰，是胃气败坏、内脏器官严重失调之候。中医认为久病忌闻呃声。　痰鸣：痰阻气道，漉漉作响，此为危重病邪陷心包。这主要是由于脾胃生痰上涌，更兼喉间排痰无力，致痰液堵塞气道而出现呼吸窘迫，每每导致死亡。

〔4〕声音变旧：患者发音与原来不同。这时声音低微，音色改变。中医认为是肺肾已败的濒死预兆。现代医学则认为肺功能衰竭、声带麻痹等病变，使声音发生变异，将成虚脱之候，所以称“恐离魂”。

〔5〕李士材三书：即《士材三书》。明代李士材著。包括《诊家正眼》《本草通玄》《病机沙篆》三种。

〔6〕集隘（ài 艾）：指这本书版面狭小。集，著述成书叫集。隘，狭小。

〔7〕张景岳：字介宾，明代著名医学家。

问证诗出《景岳全书》，张心在改订〔1〕

一问寒热二问汗，问其寒热多寡，以审阴阳，细辨真假；问其汗之有无，以辨风寒，以别虚实。三问头身四问便，问其头痛为邪甚，不痛为正虚，暴眩为风火与痰，渐眩为上虚气陷。问其身之部位以审经络，亦以一身重痛为邪甚，软弱为正虚。问其小便红白多少，大便秘溏、清水，以别寒热虚实。五问饮食六问胸，问饮食以察其胃气之强弱，问胸者该胃口而言也。浊气上干，则胸胀痛为结胸，不痛而胀连心下为痞气。七聋八渴俱当辨，问聋者，伤寒以辨其在少阳与厥阴，杂病以聋为重，不聋为轻也。问渴者，以寒热虚实俱有渴。大抵以口中和、索水不欲饮者为寒；口中热、引饮不休者为热；大渴谵语不大便者为实；时欲饮水，饮亦不多，二便通利者为虚证。九问旧病十问因，问旧病以知其有夙疾与否〔2〕，问其致病以为用药之准。再兼服药参机变。表、里、寒、热、补、泻之中自有神机变化之妙。妇人尤必问经期，迟速闭崩皆可见。妇人以经为主，问其有无迟速，以探病情，兼察有孕与否。再添片语告儿科，天花麻疹全占验。小儿欲作痘疹与外感同，宜辨其手中指、足胫、耳后筋色为据。

● 切脉说

诊脉必以《内经》为主，仲景《伤寒论》《金匮要略》二书言脉，见散于各章节之中者，字字精切。至于《伤寒论》中平脉、辨脉二篇，则又为叔和所增，亦瑕瑜参半耳。兹先以时行而不悖于古者，举其大要，使人乐从其易。后录《内经·脉要精微论》一节，而详注之，俾学者无忽于所易，无惮于所难。

〔1〕张心在：名节，清代医学家，著有《张氏医参》，流传颇广。
〔2〕夙（sù 宿）疾：指既往疾病。夙，早，旧时。

●《内经》分配脏腑

左寸：外以候心，内以候膻中。左关：外以候肝，内以候膈。左尺：外以候肾，内以候腹。

右寸：外以候肺，内以候胸中。右关：内以候脾，外以候胃。右尺：外以候肾，内以候腹。

●王叔和分配脏腑[1]

左寸：心、小肠。左关：肝、胆。左尺：肾、膀胱。

右寸：肺、大肠。右关：脾、胃。右尺：命门、三焦。

●李濒湖分配脏腑[2]

左寸：心、膻中。左关：肝、胆。左尺：肾、膀胱、小肠。

右寸：肺、胸中。右关：胃、脾。右尺：肾、大肠。

●张景岳分配脏腑

左寸：心、膻中。左关：肝、胆。左尺：肾、膀胱、大肠。

右寸：肺、胸中。右关：脾、胃。右尺：肾、小肠。

●寸关尺分诊三焦

寸：宗气出于上焦，寸脉以候之。关：荣气出于中焦，关脉以候之。尺：卫气出于下焦，尺脉以候之。

---

〔1〕王叔和：名熙，晋代著名医学家，整理过《伤寒杂病论》，著有《脉经》一书。

〔2〕李濒湖：即李时珍，号濒湖山人。明代杰出的医药学家。著有《本草纲目》《濒湖脉学》等书。

愚按：大小二肠，《经》无明训，其实尺里以候腹，腹者大小肠与膀胱俱在其中。王叔和以大小二肠配于两寸，取心肺与二肠相表里之义也。李濒湖以小肠配于左尺，大肠配于右尺，上下分属之义也。张景岳以大肠宜配于左尺，取金水相从之义；小肠宜配于右尺，取火归火位之义也。俱皆近理，当以病证相参。如大肠秘结，右尺宜实，今右尺反虚，左尺反实，便知金水同病也。小便热淋，左尺宜数，今左尺如常，而右尺反数者，便知相火炽盛也。或两尺如常，而脉应两寸者，便知心移热于小肠，肺移热于大肠也。一家之说，俱不可泥如此。况右肾属火，即云命门亦何不可？三焦鼎峙两肾之间，以应地运之右转[1]，即借诊于右尺，亦何不可乎？

●脉法统论

何谓无病之脉？一息四至是也。何谓五脏平脉？心宜洪，肺宜涩，肝宜弦，脾宜缓，肾宜沉，又兼一段冲和之气[2]，为胃气是也。何谓四时平脉？春宜弦，夏宜洪，秋宜涩，又谓之“毛”[3]。冬宜沉，又谓之“石”[4]。四季之末宜和缓是也。何谓男女异脉？男为阳，宜寸大于尺；女为阴，宜尺大于寸是也。何以知妇人有孕之脉？尺大而旺、或心脉大而旺是也。神门穴脉动甚为有子。一云：心脉大为男，右尺大为女。何以知妇人血崩？曰：尺内虚、大、弦、

〔1〕地运之右转：右尺之脉配命门相火。所谓“三焦鼎峙两肾之间”主持诸气，亦属相火“借诊于右尺”。按“天一属水，地二属火”，而命门与三焦两火均分配于右尺，故谓“地运右转”。这种说理可能根源于《内经》“五运六气”，因为在泉之地气亦向右转旋。

〔2〕冲和之气：脉行和平通达之意。冲，通达。和，不刚不柔。

〔3〕毛：即浮脉。《难经·十五难》：“其脉之来，轻虚以浮，故曰毛。”

〔4〕石：即沉脉。马莳：“冬时肾脉必主于石，如石之沉于水也。”

数是也。何以知妇人之半产？曰：诊得革脉是也。何以知妇人之产期？曰：脉之离乎经常是也。何以知妇人之无子？曰：尺脉微弱而涩，小腹冷、身恶寒是也。小儿之脉何以别？曰：以七至为准也。

● 持脉秘旨

脉之为道，最为微渺而难言也。方书论脉愈详，而指下愈乱，何苦张大其言，以人命为戏乎？张心在先生，余未识面，而神交久之。其著持脉大法，取八脉为纲，与旧说八脉稍异〔1〕，皆以显然可见者为据。非若李濒湖、张石顽等〔2〕，以二十八字为凭空掠影之谈。一曰浮，浮者轻手着于皮肤之上而即见，为表病也。一曰沉，沉者重手按于肌肉之下而始见，为里病也。浮沉二脉，以手之轻重得之，此其显而易见也。一呼脉来二至，一吸脉来二至，一呼一吸名为一息，一息脉来四至为平人无病之脉，否则病矣。一曰迟，迟者一息脉来二三至，或一息一至，为寒病也。一曰数，数者一息脉来五六至，或一息七八至，为热病也。迟数二脉，以息之至数辨之，又显而易见也。一曰细，细者脉状细小如线，主诸虚之病也。一曰大，大者脉状粗大如指，主诸实之病也。细大二脉，以形象之阔窄分之，又为显而易见也。一曰短，短者脉来短缩，上不及于寸，下不及于尺，为素禀之衰也。一曰长，长者脉来迢长，上至鱼际，下至尺泽，为素禀之盛也。长短二脉，以部位之过与不及验之，又为显而易见也。又有互见之辨，浮而数为表热，浮而迟为表寒；沉而数为里热，沉而迟为里寒。又于表、里、寒、热四者之中，审其为细，则属于虚；审其为大，则属于实。又须于表、里、寒、热、虚、实六者之中，审其为短，

〔1〕旧说八脉：即浮、沉、迟、数、大、小、滑、涩。作者以浮、沉、迟、数、细、大、长、短八脉为纲。

〔2〕张石顽：字潞玉（1617—1698），明末清初医学家，著有《张氏医通》等书。

知为素禀之衰，疗病须兼培其基址；审其为长，知为素禀之盛，攻邪必务绝其根株。此凭脉治病之秘法也。

客曰：信如前法，则古人所传许多脉象，可以尽弃而不言欤？余曰：以此八脉为纲，余脉即于八脉中认其兼见之象，亦易易耳，弃之可也，不弃之亦可也。

● 新著八脉四言诗

四言脉诀，始于崔紫虚真人[1]，李濒湖改订之，李士材又改订之。近日如《冯氏锦囊》诸本[2]，各有增删，然非繁而无绪，即简而不该[3]，且囿于王叔和[4]、高阳生[5]、滑伯仁旧说[6]，胪列愈多[7]，而指下愈乱，皆非善本。余取显然可见之八脉为纲领，而兼见之脉为条目，韵以四言，俾读者有得心应手之妙。

浮为主表，属腑属阳，轻手一诊，形象彰彰。浮而有力，洪脉火炀；主火。浮而无力，虚脉气伤；主气虚。浮而虚甚，散脉靡常[8]；主气血散。浮如葱管芤，脉血殃；主失血。浮如按鼓，革脉外强；外强中空，较芤更甚，主阴阳不交。浮而柔细，濡脉湿妨；主湿。浮兼六脉，疑似当详。

---

〔1〕崔紫虚真人：即崔嘉彦，宋代人，著有《崔真人脉诀》一卷。

〔2〕《冯氏锦囊》：又名《冯氏锦囊秘录》，共五十卷。清代冯兆张著。

〔3〕简而不该：指简单而不兼备。“该”与“赅”通。

〔4〕囿（yòu 右）：识不通广，拘限之谓。

〔5〕高阳生：六朝人。著《王叔和脉诀》，流传甚广。清末陆士谔《医学南针》录有高阳生辨色赋及面部脏腑支配图。

〔6〕滑伯仁：名寿，元代著名医学家。著有《十四经发挥》《诊家枢要》等书。

〔7〕胪列：即陈列。

〔8〕靡常：不正常。

沉为主里，属脏属阴，重手寻按，始了于心。沉而着骨，伏脉邪深；主闭邪。沉而底硬，与革脉同，但革浮而牢沉。牢脉寒淫；主寒实。沉而细软，弱脉虚寻；主血虚。沉兼三脉，须守规箴[1]。

迟为主寒，脏病亦是。仲景云：迟为在脏。《脉经》云：迟为寒。三至二至，数目可揣。迟而不愆[2]，稍迟而不愆四至之期。缓脉最美；无病。迟而不流；往来不流利。涩脉血否；主血少。迟而偶停，无定数。结脉郁实；主气郁痰滞。迟止定期，促者，数中一止也；结者，迟中一止也；皆无定数。若有定数，则为代矣，大抵代脉在三四至中，其止有定数。代脉多死；主气绝，惟孕妇见之不妨。迟兼四脉，各有条理。

数为主热，腑病亦同；仲景云：数为在腑。《脉经》云：数为热。五至以上，七至八至人终。数而流利，滑脉痰蒙；主痰主食，若指下清，则主气和。数而牵转，紧脉寒攻；主寒主痛。数而有止，促脉热烘；主阳邪内陷。数见于关；关中如豆摇动。动脉崩中；崩中脱血也，主阴阳相搏。数见四脉，休得朦胧。

细主诸虚，蛛丝其象；脉道属阴，病情可想。细不显明，微脉气殃；主阴阳气绝。细而小浮，细者，脉形之细如丝也；小者，脉势之往来不大也；且兼之以浮，即昔人所谓如絮浮水面是也。濡脉湿长；主湿亦主气虚，浮脉亦兼之。细而小沉，弱脉失养；血虚，沉脉亦兼之。细中三脉，须辨朗朗。

大主诸实，形阔易知；阳脉为病，邪实可思。大而涌沸，洪脉热司；主热盛，亦主内虚，浮脉亦兼之。大而坚硬，实脉邪持；主实邪。大兼二脉，病审相宜。

短主素弱，不由病伤，上下相准，缩而不长。诸脉兼此，宜补阴阳。动脉属短，治法另商。

---

〔1〕规箴（zhēn 真）：规，法则，成例。箴，劝戒。

〔2〕迟而不愆（qiān 谦）：意思是脉来四至，虽稍迟，但还是正常的脉象。愆，差错，耽误。

长主素强，得之最罕，上鱼入尺，上鱼际，下尺泽。迢迢不短。正气之治，长中带缓。若是阳邪，指下涌沸。中见实脉，另有条款。

以上八脉，显然可见。取其可见者为提纲，以推其所不易见，则不显者皆显矣。八脉相兼，亦非条目之所能尽，皆可以此法推之。

【按语】古人认为“代脉多死”。《伤寒论》第一百七十八条：“脉来动而中止，不能自还，因而复动者名曰‘代’。”《诊家心眼》：“代为禅代，止有常数，不能自还，良久复动。”说明代脉在跳动中有一“不能自还”的长间歇。现代医学认为：代脉最常见于房性、房室交界性、室性期前收缩，“不能自还”的长间歇；“止有常数”者，即具有二联、三联、四联、五联律等特点的期前收缩。历代文献有关代脉预后的记载均是严重的。据目前有关报道，在临床上除少数急性心肌梗死合并频发室性期前收缩外，频发期前收缩的大多数为慢性冠心病、心肌炎等引起，虽均属病理性，但预后并非前人所说的那么严重。

●七怪脉四言诗〔1〕

雀啄连连〔2〕，止而又作。肝绝。屋漏水流〔3〕，半时一落。胃绝。弹石沉弦〔4〕，按之指搏。肾绝。乍密乍疏，乱如解索〔5〕。脾绝。本息息，不动也。末摇，

〔1〕七怪脉：指七种奇怪的脉象。又称“真脏脉”，多为危证之脉。

〔2〕雀啄：《医学入门》“雀啄连来三五啄”。在一般脉息中，有接连三至五次的快速搏动。

〔3〕屋漏：《世医得效方》“脉在筋肉间，如残溜之下，良久一滴，溅起无力”。既为屋漏之状，脉来不但极慢，且节律时有不齐。

〔4〕弹石：《世医得效方》“脉在筋肉间，辟辟凑指，促而坚，乃肾经真脏脉见”。为快而坚实、有如用手指弹石之感的脉象。

〔5〕解索：《世医得效方》“脉如解乱绳之状，散散无序”。为脉来动数散乱，时紧时松，没有次序，有如乱绳被解散时的脉象。比散脉更散乱，强弱不等，乍快乍慢。

鱼翔相若[1]。心绝。虾游冉冉[2]，忽然一跃。大肠绝。釜沸空浮[3]，绝无根脚。肺绝。七怪一形，医休下药。此言五脏绝脉也，六腑中独言大肠与胃者，以其属于阳明，为一身之最重要也。

【按语】“七怪一形，医休下药”句，限于当时历史条件与医者的局限性，唯恐“七怪脉”见，病情随药却加重，而医者当责不起，所以说“医休下药”。我们今天应把它改为“医急下药”，应发扬人文主义精神，希冀危证怪脉的患者能得到及时抢救。

作者所指“七怪脉”之外，古医书上还有“偃刀脉”“转豆脉”“麻促脉”（合计十怪脉），均为脏气败绝、变化叵测之危候。

由于古代条件的限制，仅以日常生活中与自然界中的现象来比喻、描述脉象，有些方面不够形象，必然给我们造成了判断的困难。但古人能用形象生动的语言记载出“怪脉”，则又是难能可贵的。

● 妇人科诊脉四言诗

妇人之脉，尺大于寸。尺脉涩微，经愆定论。三部如常，经停莫恨。尺或有神，得胎如愿。左尺大为男，右尺大为女。妇人有胎，亦取左寸，手太阴盛为有子。不如神门，神门穴为心脉所过，左大为男，右大为女。占之不遁。

月断病多，六脉不病，体弱未形，有胎可庆。妇人经停，脉来滑疾，按有散形，三月可必；按之不散，五月是实；和滑而代，二月为率。

---

〔1〕鱼翔：《世医得效方》“脉在皮肤，头定而尾摇，浮浮泛泛，似有似无”。为至数不明确，比较浅表、强弱不等、节律极不规则、始搏动较有力而清楚、继即弱而不清、且有间歇（形成“头定而尾摇”之象）的脉象。

〔2〕虾游：《世医得效方》“脉在皮肤，如虾游水面，杳然不见，须臾又来甚急，又依前隐然不动”。为快慢不齐、中有突然一跃而消逝、继则又来快脉的脉象。

〔3〕釜沸：《世医得效方》“脉在皮肤，有出无入，如汤涌沸，息数俱无，乃三阳数极，无阴之候”。为搏动浅表，频率极快，且不规则的脉象。

妇人有孕，尺内数弦。内崩血下，革脉亦然。将产之脉，名曰离经，离时常脉。内动胎气，外变脉形。新产伤阴，出血不止，尺不上关，十有九死。尺弱而涩，肠小肠也。冷恶寒，年少得之，受孕良难，年大得之，绝产血干。

● 小儿验纹按额诊脉四言诗〔1〕

五岁以下，脉无由验。食指三关，第一节寅位为风关，第二节卯位为气关，第三节辰位为命关，以男左女右为则。脉络可占：热见紫纹，伤寒红象，青惊白疳〔2〕，直同影响；隐隐淡黄，无病可想；黑色曰危，心为怏怏。若在风关，病轻弗忌；若在气关，病重留意；若在命关，危急须记。脉纹入掌，内钩之始，弯里风寒，弯外积致。食积致病。五岁以上，可诊脉位，以一指按其寸、关、尺。指下推求，大率七至，加则火门，减则寒类，余照《脉经》〔3〕，求之以意。更有变蒸〔4〕，脉乱身热，不食汗多，或吐或渴，原有定期，与病分别。疹痘之初，四末寒彻〔5〕，面赤气粗，涕泪弗辍〔6〕。半岁小儿，外候最切，按其额中，以名、中、食三指候于额前、眉端、发际之间，食指近发为上，名指近眉为下，中指为中。病情可晰。外感于风，三指俱热；内外俱寒，三指冷冽；上热下寒，食中二指热。设若夹惊，名中二指热；设若食停，食指独热。

---

〔1〕验纹：验指纹。主要是观察小儿食指掌面桡侧浅静脉的颜色和充盈度。

〔2〕疳：古病名，所指范围较广。这里是指小儿疳疾，包括营养不良、消化不良及某些寄生虫病等。

〔3〕《脉经》：古脉学书名。西晋王叔和撰著。共十卷，九十八篇。

〔4〕变蒸：小儿出生后可在一定时间内发热，热时耳冷尻冷，或重或轻。变，变其情智。蒸，蒸其血脉。

〔5〕四末寒彻：四肢末端全觉寒冷。

〔6〕弗辍（chuò 绰）：不止。辍，中止，停止。

● 诊脉别解二条

诊脉别解一

轻下手于皮肤之上曰“举”，以诊心肺之气也。心肺为阳，浮而在上。略重按于肌肉之间曰“按”，以诊脾胃之气也。脾胃居中，故其气应乎中。重手推于筋骨之下曰“寻”，以诊肝肾之气也。肝肾为阴，沉而在下。

诊脉别解二

两手六部皆为肺脉。肺为脏腑之华盖，凡一切脏腑病，其气必上薰于肺，而应之于脉。如心病六脉必洪，肝病六脉必弦，肾病六脉必沉，肺病六脉必涩，脾病六脉必缓，是怠缓，不是和缓。按之指下浊者为邪甚，清者为正复。有神者吉，无神者凶；有力者为热为实，无力者为寒为虚。此为最验。李濒湖云：“脉者脏腑之气，非脏腑所居之地。”余每见时医于两手六部中，按之又按，曰：某脏腑如此，某脏腑如此又如彼。俨若脏腑居于两手之间，可扪而得，种种欺人之丑态，实则自欺之甚也。

●《内经》诊法

《素问·脉要精微论》曰：“尺内两旁，则季胁也。尺内，尺中也；两旁，两尺部之外旁也；季胁，两胁之下杪也。何以谓之季？言胁之尽处也。尺外以候肾，尺里以候腹。两肾附于季胁，是季胁之内乃是两肾，两肾之内乃是腹中，故以尺内候腹中，尺外以候肾，尺之四旁以候季胁，是两旁更出于外也。杨元如曰：“所谓外者，乃六脉之本位。脉居歧骨之外，故以本位为外、而偏丁里者为内也。”高士宗云：“脉气自下而上，故先论尺部之左右外内也。”中附上，左外以候肝，内以候膈；中附上者，附左尺而上左手之关脉也。肝居胁内，故以关候肝；膈气在中，故以内候膈。膈谓膈肉之下，肝脾所居之郛廓也[1]。右外以候胃，内以候脾。右者，附右尺而上右手之关脉也。脾主中土，故以关内候脾；阴内而阳外，故以关外候胃。问曰：六腑独言候胃何义？曰：五脏之气血皆胃腑之所生，故脏气不能自至于手太阴，必因胃气乃至。是以《本经》凡论五脏必及于胃，而余腑不与焉。然而脏腑雌雄各有并合，言心而小肠在其中矣，言肺而大肠在其中矣，余脏准此。高士宗云："脉气自下而中，故次论关部之左右外内也。"上附上，右外以候肺，内以候胸中；上附上者，从右关而上右寸口也。胸中者，宗气之所居也。《经》云：宗气积于胸中，命曰气海，上出于肺，循喉咙而行呼吸。左外以候心，内以候膻中。左者，左寸口也。心者，君主之官也。膻中者，臣使之官，君主之相位也。高士宗云："脉气自中而上，故终论寸部之左右外内也。"前以候前，后以候后。脉有外内，复有前后，前以候前，尺前、关前、寸前，以候形身之前也。后以候后，寸后、关后、尺后，以候形身之后也。上竟上者，胸喉中事也。下竟下者，少腹、右股、膝、胫、足中事也。脉有内外前后，复有上下，是脉体之六合也。上竟上者，自寸上而竟上于鱼际也。喉主天气，位居胸上，故为胸喉中事，乃上以候上也。下竟下者，自尺下而竟下于肘中也。足履平地，股、胫、膝、足居腰与少腹之下，故为少腹、腰、股、膝、胫、足中事，乃下以候下也。

参各家注，此审别形身、脏腑、外内之法也。首言两旁，次言前后，次言上下。盖以左右三部之脉，正候之外，推而及于三部之两旁，三部之前后，且上而极于鱼际之上，下而极于尺泽之下，无所不到，可谓候法无余蕴矣。今即以尺内两旁则季胁也，引一语而比例之。既以尺部之两旁候形身之季胁，便知关部之两旁可以候形身之两胁，寸部之两旁可以候形身之两腋。书不尽言，学者当得其意而引伸也。其曰前后者，以寸、关、尺各部，前一分为前，后一分为后，乃各部之交界处也。其曰上下者，言上而更上于寸，下而更下于尺也。总而言之，首言外内，次言前后，盖以两手之脉，平以分之，

[1] 郛（fú 伏）廓：城之外围，这里比喻保障。

有如文王之卦[1]，离南坎北[2]，震东兑西[3]，以候形身之四旁。上竟上、下竟下者，有如伏羲之卦，竖以观之[4]，而天地定位也。此章以人身配六合[5]，三部九候法以人身配三才[6]，所谓人身小天地者此也。

问曰:《经》言心肝居左,脾肺居右,是脏气之出于左右,抑脏体之偏与?曰：天为阳，地为阴；东南为阳，西北为阴。圣人南面而立，左为阳，右为阴。天一生水，水生木，木生火，是以心肝居左也。地二生火，火生土，土生金，是以脾肺居右也。此先天之五行，本于阴阳水火，分而上生，非脏体之谓也。又心主脉，肝主血，血脉生于水精，是以左手三部俱主血；肺主周身之气，脾主元真之气，气生于火，是以右手三部皆主气；此皆阴阳互换之妙，善诊者不可不知。愚按：诊候之法，各家不同，善诊者俱宜熟记于心，随机应变，则指下了然矣。余此著视时行诸书，虽高一格，而究竟为唐宋后各家之小技也[7]。今欲为初学启蒙，遽以《灵》《素》授之[8]，恐学者畏其难而中阻，然又恐示之以“易”则争趋于“易”，终无以造乎精微之域[9]，反为斯道害。

〔1〕文王之卦：相传伏羲氏作八卦，文王演为三百八十四爻，为古代推演数理、判断吉凶之用。

〔2〕离南坎北：八卦中的离卦属南方火，坎卦属北方水。

〔3〕震东兑西：震卦属东方木，兑卦属西方金。

〔4〕竖以观之：从上看到下。

〔5〕六合：天地四方谓之六合。

〔6〕三部九候：古代诊脉方法之一。有两种形式：一是全身遍诊法，即把人体分为头、上肢、下肢三部，每部各有上、中、下动脉，在这些部位诊脉以诊断脏气的变化。二是寸口诊法，即把寸口脉分寸、关、尺三部，每部按浮、中、沉诊察。近代常用的是后者，而本篇所指的是前者。

〔7〕唐宋后各家之小技也：这句是作者的谦语。意思是这本著作与唐宋以后各家（诊候法）比较，是微不足道的。小技，微不足道的技艺。

〔8〕遽以《灵》《素》授之：遂以《灵枢》《素问》传授给学者。遽，助词，遂。

〔9〕终无以造乎精微之域：最终还是不能达到精细微妙的境界。意思是不能领会其精神实质。

惟《内经·脉要精微论》一章，各家脉书，不过绘其部位，而所言诊法，大不相符，相沿已久，必不能一时变更其说。但圣《经》炳如日星[1]，录此一节，以俟后之学者，起而明之。

【按语】古医书通常以左属气，右属血。但作者按脉位与脏腑的相应排列，认为左手三部候心、肝，俱主血；右手三部候脾、肺，俱主气，是从评脉论脏腑这一角度来认识的。

作者提到："心肝居左，脾肺居右，是脏气之出于左右抑脏体之偏与？"认为心肝主血，位列于左手三部；脾肺主气，位列于右手三部。这是从脉气环行与脏腑功能分别行于左右这一角度来理解的。清代王清任《医林改错》在纠正中医的脏腑排列问题方面则是从解剖学角度来理解的，两者有所不同。所以作者指出"非脏体之谓也"，认为左肝右肺不是用脏腑解剖位置来说明的。

附录　徐灵胎诊脉决死生论[2]

时医开口辄云脉象，便知其惯习欺人小技，而学术必陋。凡医书论脉愈详，读者愈难体会，大抵不肯说实话耳。今读此论，句句是实话，喜而录之，并拟韵以便记诵。

生死于人大矣，而能于两手方寸之地，微末之动，即能决其生死，何其近于诬也！然古人往往百不失一者何哉？其大要则以胃气为本。盖人之所以生，本乎饮食。《灵枢》云："谷入于胃，乃传之肺，五脏六腑，皆以受气。"寸口属肺经，为百脉之所会，故其来也，有生气以行乎其间，融和调畅，

〔1〕圣《经》：这里指《内经》。　炳：光辉。
〔2〕徐灵胎：名大椿，晚号洄溪老人，清代江苏吴江人。此篇《诊脉决死生论》选自《医学源流》一书。

得中土之精英，此为有胃气，得者生，失者死，其大较也[1]。其次则推天运之顺逆。人气与天气相应，如春气属木脉宜弦、夏气属火脉宜洪之类，反是则与天气不应。又其次则审脏气之生克，如脾病畏弦，木克土也；肺病畏洪，火克金也；反是则与脏气无害。又其次则辨病脉之从违。病之与脉，各有宜与不宜，如脱血之后，脉宜静细，而反洪大，则气亦外脱矣；寒热之证，脉宜洪数，而反细弱，则真元将陷矣。至于真脏之脉，乃因胃气已绝，不营五脏。所以何脏有病，则何脏之脉独现。凡此皆《内经》《难经》等书，言之明白详尽；学者苟潜心观玩，洞然易晓，此其可决者也。至云诊脉即可以知何病，又云人之死生，无不能先知，则又非也。盖脉之变迁无定，或又卒中之邪，未即通于经络，而脉一时未变者；或病轻而不能现于脉者；或有沉疴之疾，久而与气血相并，一时难辨其轻重者；或有依经传变，流动无常，不可执一时之脉，而定其是非者。况病之名有万，而脉之象不过数十种，且一病而数十种之脉无不可见，何能诊脉而即知其何病？此皆推测偶中，以此欺人也。若夫真脏之脉，临死而终不现者，则何以决之？是必以望、闻、问三者，合而参观之，亦百不失一矣。故以脉为可凭，而脉亦有时不足凭；以脉为不可凭，而又凿凿乎其可凭；总在医者熟通经学，更深思自得，则无所不验矣。若世俗无稽之说，皆不足听。

【按语】作者对徐灵胎的学术见解原有非议，而此篇对徐氏“诊脉决死生论”则颇加推崇，认为句句是实话，且喜而录之，并补以论诗，这是摒除门户成见的表现。

---

〔1〕其大较也：这是基本的道理。大较，大略。结、代、牢、动、细九种脉象与主病之道。

拟补　徐灵胎诊脉论诗

微茫指下最难知，条绪寻来悟治丝。旧诀七表、八里、九道共二十四字[1]，李士材新增共二十七字[2]，愈多则愈乱也。试观治丝者必得其头绪，而始有条不紊。三部分持成定法，谓寸、关、尺三部。八纲易见是良规。浮、沉、迟、数、大、细、长、短八字，显而易见。起四句总提切脉之大纲。胃资水谷人根本，三部俱属于肺，而肺受气于胃。土具冲和脉委蛇[3]。不坚直而和缓也。脉得中和之生气如此，此以察胃气为第一要。脏气全凭生克验，审脏气之生克为第二要。如脾病畏弦，木克土也；肺病畏洪，火克金也；反是则与脏气无害。天时且向逆从窥。推天运之顺逆，为第三要。如春气属木脉宜弦，夏气属火脉宜洪之类，反是则与天气不应。阳浮动滑大兼数，仲景以浮、大、动、滑、数为阳，凡脉之有力者俱是。阴涩沉弦弱且迟。仲景以沉、涩、弱、弦、迟为阴，凡脉之无力者皆是。此又提出阴阳二字，以起下四句。辨脉病之宜忌，为第四要。外感阴来非吉兆，外感之证，脉宜浮洪，而反细弱则正不胜邪矣。内虚阳现实堪悲。脱血之后，脉宜静细，而反洪大，则气亦外脱矣。须知偏胜皆成病。偏阳而洪大，偏阴而细弱，皆病脉也。忽变非常即弗医。旧诀有雀啄、屋漏、鱼翔、虾游、弹石、解索、釜沸七怪之说，总因阴阳离决，忽现出反常之象。要语不烦君须记，脉书铺叙总支离。病之名有万，而脉象不过数十种，且一病而数十种之脉无不可见，何能诊脉而即知为何病耶？脉书欺人之语，最不可听。

---

〔1〕七表、八里、九道：七表，指浮、芤、滑、实、弦、紧、洪七种表证脉象；八里，指沉、微、迟、缓、濡、伏、弱、涩八种里证脉象；九道，指长、短、虚、促、

〔2〕李士材：名中梓，明代医学家。著有《内经知要》《医宗必读》等书。

〔3〕脉委蛇（yí 移）：脉行从容自如。

运气易知

●司天在泉图说

司天在泉、四间气者，客气之六步也。凡主岁者为司天，位当三之气。司天之下，相对者为在泉，位当终之气。司天之左，为天之左间，右为天之右间。每岁客气，始于司天前二位，乃地之左间，是为初气，以至二气三气，而终于在泉之六气。每气各主一步。然司天通主上半年，在泉通主下半年，故又曰岁半已前，天气主之，岁半已后，地气主之也。

●司天在泉诗

子午少阴为君火，丑未太阴临湿土，寅申少阳相火旺，卯酉阳明燥金所，辰戌太阳寒水边，巳亥厥阴风木主。初气起地之左间，司天在泉对面数。

●司天在泉图

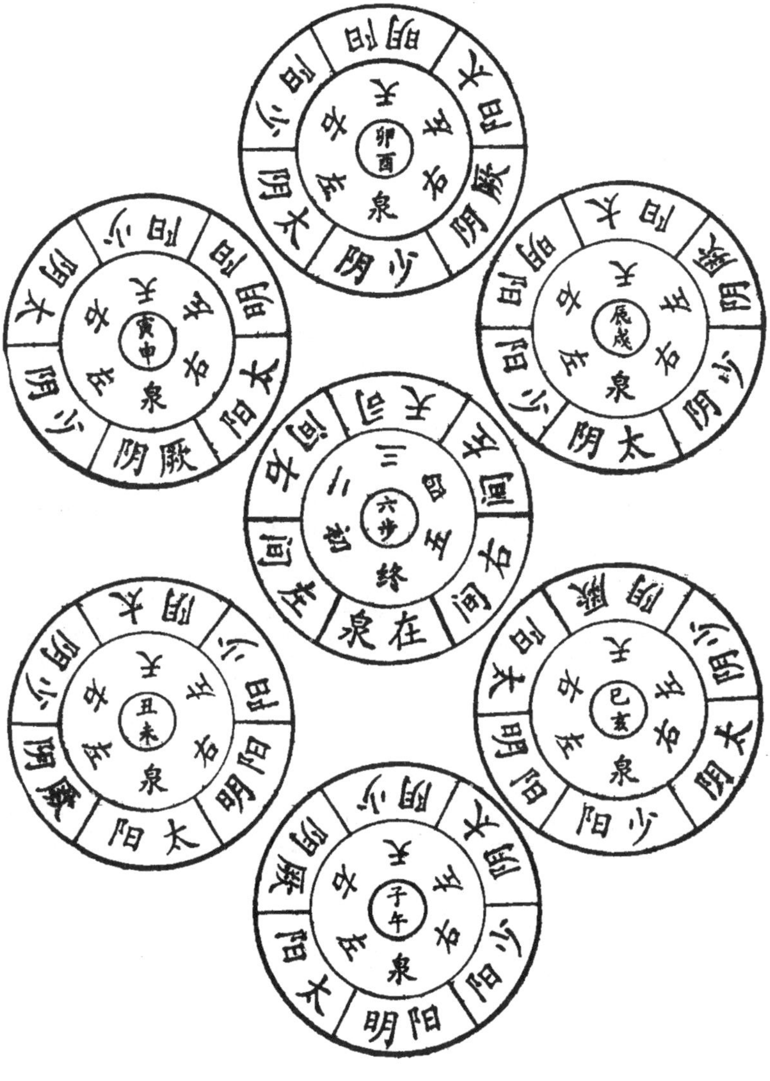

【按语】司天在泉分配五运六气生克制化，这些学问牵涉到天文、地理、气象、历法、生物学等方面，是《素问》七篇大论的主要内容。从唐代王冰著《玄珠密语》，宋代刘温舒著《素问入式运气论奥》，明代熊宗立著《素问运气图括定局立成》，而至清代吴谦等编纂的《医宗金鉴》之运气要诀等，

皆有所发挥。尤其是汪省之的《运气易览》和张介宾的《类经图翼》，能讲明道理，适当地辅以图表，对读者更有启发。

目前研究《内经》，最困难的莫如司天在泉和五运六气。陈氏这里介绍的图说和诗，仅仅提到司天在泉的轮廓而已，要理解它的内容，还得阅读上述有关文献，进一步研究。

● 张飞畴运气不足凭说[1]

谚云：不读五运六气，检遍方书何济！所以稍涉医理者，动以“司运”为务。曷知“天元纪”等篇[2]，本非《素问》原文，王氏取阴阳大论补入经中[3]，后世以为古圣格言[4]，孰敢非之？其实无关医道也。况论中明言，时有常位，而气无必然，犹谆谆详论者，不过穷究其理而已。纵使胜复有常，而政分南北，四方有高下之殊，四序有非时之化，百步之内，晴雨不同；千里之外，寒暄各异。岂可以一定之法，而测非常之变耶！若熟之以资顾问则可，苟奉为治病之法，则执一不通矣。

【按语】任应秋先生认为：“对运气抱怀疑的人，便以为《素问》是本来不谈运气的。可是六节藏象论，谁也没认为不是《素问》的本文，篇中一大半都是谈的运气问题，则《素问》不谈运气的说法亦没有十分理由了。”任先生此段意见不无道理，而张飞畴对运气学说提出非难，并责备人们将“司运”奉为治病之法则，这就更显不对了。

---

〔1〕张飞畴：名倬，清代医学家，著有《伤寒兼证析义》。

〔2〕曷：何以。张飞畴指出“天元纪”等七篇《素问》原文晋代以前就以亡佚，何以还不知。 “天元纪”等篇：均《素问》篇名。指天元纪大论、五运行大论、六微旨大论、气交变大论、五常政大论、六元正纪大论、至真要大论等七篇。

〔3〕王氏：指唐代王冰。

〔4〕格言：可为法则之言。

卷二

表 证

● 三阳伤寒表证[1]

伤寒病不全表证。然太阳为寒水之经，主一身之表，凡病从太阳始者，皆名伤寒。其病头痛、项强、发热、恶寒，若初起有汗用桂枝汤，无汗用麻黄汤，治之得法，一解表则无余事矣。然太阳主表中之表，而阳明主肌亦表也，其证身热、目痛而鼻干、不得卧，时法用升麻葛根汤。少阳主胸胁，亦表也，其证胸胁痛、目眩、口苦而耳聋，《伤寒论》用小柴胡汤加减。是三阳皆属于表，故列于表证。

经义《素问·热病论》曰："人之伤于寒也，则为病热。"此主六气之相传而言也，始终皆为热病。仲景宗六气之说，从对面、旁面参出大旨，取三阳三阴无形之气，验于有形之皮肤、肌络、形骸，以及五脏六腑之虚实寒热，合经权常变而立言[2]，集隘不能登之。余著有《伤寒论浅注》，最宜熟玩。

---

〔1〕三阳伤寒表证：本卷目录上的本级标题在内文中多阙如，恐为传抄刊刻之漏，今特予补上，下同不注。

〔2〕合经权常变而立言：经合病情而通权达变以立论。经，正常的。权，变化的。

太阳表证诗

脉浮头痛项兼强，发热憎寒病太阳，自汗桂枝汤对证，喘身疼无汗主麻黄汤。

阳明表证诗

二阳燥气属阳明，经腑热在经，白虎汤；在腑，承气汤。分歧另细评，不在表证之内。即此鼻干不得卧，目疼身热葛根清。

少阳表证诗

少阳相火主柴胡，口苦耳聋胁痛俱，人说能和半表里，谁知功在转其枢。《内经》云：“少阳为枢。”

● 四时感冒

四时感冒，其证与伤寒表证同，但轻而不重耳，以加味香苏饮之类，取微汗而解，宜列于表证。

感冒诗

四时感冒客邪侵，寒热头疼嗽不禁，解散香苏饮微取汗，须知病浅勿求深。

【按语】感冒有风寒、风热、暑湿等不同，初起时分别采用辛温解表、辛凉解表、清暑化湿等法治疗。作者主张用香苏饮，当是针对外感风寒轻证。

● 疟疾

疟疾证寒热往来有定候，其邪主于少阳之经。少阳居阴阳之界，属半表半里。阴胜于阳则发寒，阳胜于阴则发热。即寒多热少为寒疟，单寒无热为牝疟[1]，热多寒少为热疟，先热后寒、单热无寒为瘅疟，无非阴阳之造其偏也。日发者轻，间日者重，三四五日为尤重，以邪之渐深，而舍渐远也。治法初宜二陈汤、平胃散，倍加柴胡、生姜以散之；中用小柴胡汤去人参加青皮以和之，若欲急于取效，加生常山三钱以猛驱之；末用六君子汤、补中益气汤加半夏倍柴胡以补之。凡病穷必及肾[2]，必须间服桂附八味丸以补其肾，是为王道治法[3]。或用冬白术一两，生姜五钱，水煎服，六日服六剂，必愈。虚甚者再加附子二三钱，热多者加当归四五钱。以其邪自外来，用上诸法，正气一复，邪气亦从汗解，故列于表证。

经义《素问·疟论》曰："夫痎疟皆生于风，其蓄作有时者何也？"按：黄帝此问，岐伯所答，凡二千余言，不能逐一解释，且难与中人以下告语[4]。余即于此一问，得其大纲，所谓一言尽盖其义也[5]。盖痎者皆也，疟者残疟也，疟证种种不一，皆谓之疟。读"痎疟皆生于风"一句，味一"皆"字[6]，便知此一句为诸疟之总纲矣。夫六淫之邪，皆能成疟，而风为百病之长，言风可以概其余也。蓄者，邪蓄于经，有时而伏也，作者病见于外，不期而发也。又曰："夏伤于暑，秋必病疟。"《生气通天论》曰："夏伤于暑，秋为痎疟。"《阴阳应象大论》曰："夏伤于暑，秋必痎疟。"《灵枢·论疾诊尺》曰："夏伤于暑，秋必病疟。"《金匮真言论》曰："夏暑汗不出者，秋成风疟。"合此数论，是疟为暑邪无疑矣。但"暑"字不可认为阳暑，阳暑伤气而多汗，感而即发，邪不能留。其伏留而不去者，惟阴暑之无汗也。

---

〔1〕牝（pìn 聘）疟：指阴性、寒性疟疾。牝，鸟兽之雌性者。

〔2〕穷必及肾：指病到深极就要影响肾脏。穷，极，深。

〔3〕王道治法：喻医者用药平正、正道之意。

〔4〕中人以下：这里指医学程度不及中等水平的人。中人，常人，普通人。

〔5〕一言尽盖其义也：一句话可以概括其全部意义。

〔6〕味一"皆"字：体会出"皆"字的含义。味，辨析，体察事理之义。

故凡患疟者，必因于感暑之时，贪凉取快，不避风寒，或浴以凉水，或澡于河流，或过食生冷。壮者邪不能居，未能致病；怯者伏于营卫之舍，新邪触之，则疟病发矣。何以谓之“舍”？即经隧所历之界分，如行人之有传舍也。本论谓“此荣气之所舍”是也。大旨曰风、曰暑者，以疟皆从外邪而起也。曰“舍”者，以邪有浅有深，舍有远有近，故或有一二日作及四五日作之异也。仲景以此旨奥妙难言，故以“疟脉自弦”一句，取少阳为捷法。余宗其说，又为天分之高者引其端，欲其熟读《内经》而自得也。

疟疾诗

寒热循环有定时，疟成权在少阳司，热多阳亢邪归胃，少阳兼阳明热多寒少或但热不寒。寒盛阴生病属脾。少阳兼太阴寒多热少，或但寒不热。开手二陈平胃属，收功六君子补中益气汤规。更闻肾气丸多效，三阴疟三日一发，五更时以姜汤送下肾气丸三钱，三月可效。姜术同煎效更奇。

● 瘟疫

瘟疫证来路两条：一条自经络而入，辨证治法，与感冒无异，宜服人参败毒散，温覆以取微汗，俾其从经络入者，仍从经络出也。一条从口鼻而入，一人之病，传染一家以及一乡一邑。其证发热头痛、口渴胸满、时吐黄涎，宜藿香正气散，大旨在辛香解秽四字，俾其从口鼻入者，仍从口鼻出也。过此不愈，则传入于里。大热、大渴、自汗者，宜白虎汤以清之；谵语、大便闭者，宜三一承气汤以下之。若表里之邪俱实，不汗不便也，宜用防风通圣散，汗下之法，一剂并行而不悖。若过七日，为一经已尽，病仍不愈，及病人素禀不足者，宜间用六味地黄汤、四物加人参、元参之类以补之，与伤寒治法略同，但此证七日，得大汗战汗则生，无汗则死。如汗出不至足，俟七日再汗之，生死以汗为主，故列于表证。

经义《生气通天论》曰：冬伤于寒，春必病温。《灵枢·论疾诊尺》曰：冬伤于寒，春生瘅热[1]。《热病论》：先夏至日为温。此皆言伤寒之发为病，非瘟病之感异气而病也。《金匮真言》曰：夫精者，身之本也。故藏于精者，春不病温。《素问·补遗刺法论》曰：五疫之至，皆伤染易，无问大小，病状相同。此言金木水火土五行之疫，俗亦谓为五瘟。大抵互相传染，医者宜用雄黄研末，涂鼻孔内，行从客位边入。又男子病，秽气出于口；女子病，秽气出于阴。坐立对语之间，自宜识得向背。

瘟疫诗

瘟疫于今重达原，槟榔二钱，草果、甘草各五分，厚朴、芍药、黄芩、知母各一钱，名达原饮。休徇吴氏吴又可达原饮苦燥灼阴[2]，服之先涸汗源，不能作汗而解。一偏言。鼻传秽气黄涎吐，经受时邪壮热烦。谓但热而烦也。败毒散藿香正气散分两道，散邪人参败毒散，散邪方也，令邪从经络解。解秽藿香正气散，解秽方也，令邪从口鼻解。各专门。防风通圣散神方外，表证未解，里证又急，必用此散以两解之。白虎三承虚实论。热渴自汗、表里不实者白虎汤，大便不通者三承气汤。

【按语】《补遗刺法论》是《素问》第七十二篇，多数学者认为原篇已佚，“补遗”是后代人补上，故称。

● 阴虚盗汗自汗证

阴虚盗汗为素禀不足。夜间发热，睡时汗出，醒即渐收，故曰盗汗，宜当归六黄汤。若时常畏寒，一动则汗出，或不动而汗亦自出，名曰阴虚自

[1] 瘅热：热气大盛的病。《汉书·严助传》：“南方暑湿，近夏瘅热。”又一说“瘅”与“疸”通。

[2] 休徇（xùn 训）：不必遵循的意思。

汗，宜芪附汤、参附汤、术附汤。然阴阳互根，又有不可泥者[1]，熟读《内经》，自得其治。景岳谓不治有六：一、汗出而喘甚；二、汗出而脉脱[2]；三、汗出而身痛甚；四、汗出发润至巅；五、汗出如油；六、汗出如珠。医者不得妄为用药。此证因汗从皮毛而出，故列于表证。

经义《阴阳应象大论》曰："阳之汗以天地之雨名之。"《宣明五气篇》曰："心为汗。"《评热病论》曰："阴虚者，阳必凑之，故少气时热而汗出也。"《决气篇》曰："津脱者腠理开，汗大泄。"《藏气法时论》曰："肺病者，肩背痛汗出；肾病者，寝汗出憎风。"《脉要精微论》曰："阳气有余为身热无汗；阴气有余为多汗身寒；阴阳有余，则无汗而寒。"

盗汗自汗诗

古云盗汗属阴虚，自汗阳羸卫外疏，阳气卫外而为固。阴虚则六黄汤阳虚术附等汤，互根阴阳互根，其旨甚妙。当究五车书[3]。

● 中风证

中风证，余于《金匮浅注》论之甚详，然难为初学道也。尤在泾著有《金匮心典》[4]，卓然大家；续出《金匮翼》，全失本来面目。但中风总论虽于《金匮》有出入处，而采集时说，堪为行道者开一觅食之路[5]。今就原论而韵之，

〔1〕不可泥（nì 逆）：不可拘执一端。泥，固执，不知通变。

〔2〕脉脱：明代李言闻《四言举要》："九至为脱。"这是一种比数脉、疾脉更快的脉象。

〔3〕五车书：形容书多的意思。《庄子》："惠施多方，其书五车。"

〔4〕尤在泾：名怡。清初名医。著有《金匮要略心典》《金匮翼》《伤寒贯珠集》等书。

〔5〕堪为行道者开一觅食之路：意思是能帮助医者提高技术。行道者，指医生。觅食之路，原指谋生的道路。

以便初学之记诵。

《金匮真言论》曰：天有八风，东、西、南、北、东南、西南、东北、西北八方之风也。经有五风，经，经脉也；五风，五脏之风也。八风发邪以为经风，触五脏邪气发病。仲景《金匮》专宗此说，皆指外邪而言。尤氏《金匮翼》则合内外虚实以统论之，恐《金匮翼》为后人之托名而刻者。

中风证歌

中风各论杂而繁，大要惟分真与类，贼风邪气中为真，痰火食气类中隧。其人先此有肝风，《内经》云："风气通于肝。"又云："诸风掉眩，皆属于肝。"真类二端由此致。设无肝风，亦只为他病，安有卒倒、偏枯、歪僻、牵引等证哉！脏腑经络各不同，病浅病深分难易。络病口眼俱㖞斜，在络病轻尚易治。手足不遂病在经，语言错乱从腑议。经腑皆有倒仆形，倒仆之后明所自。在经神清尚识人，在腑神昏如失智。脏病最重中最深，唇缓失音耳聋备，目瞀遗尿鼻声鼾，六证见半死期至。经腑脏病或兼连，临证细认惟会意。更察虚实得大纲，闭证脱证因之异，二证详于八法歌。脱应固兮闭应开，吉凶关头非姑试[1]。八法之说本在泾，平易近人休弃置。

【按语】方药中先生在《医学三字经浅说》中归纳各家对"中风"病名的解释，认为中风包含有两种情况：一种情况是一般急性感染，例如《伤寒论》中的中风诸证，这一类叫外风，其发病的原因主要是外来因素。另一种情况大致指脑血管疾患，这一类叫内中，认为其发病原因主要是由于风自内生。现在临床上已很少将前者叫做"中风"，一般所说中风则多指后者。

古人根据中风临床证候的深、浅、轻、重，而分为中络、中经、中腑、中脏四型，并提出唇缓、失音、耳聋、目瞀、遗尿、鼻声鼾等六证见半，为死期将至。

---

〔1〕非姑试：不随便试用。姑，姑且，随便。

治中风八法歌

口噤目张痰涎着，气寒手握难下药，闭证宜开主白矾散，稀涎散亦得要略。一曰开关。若见目合口又闭，遗尿自汗脱证作，无论有邪与无邪，脱则宜固参附汤嚼。二曰固脱。六经形证应汗条，加减续命汤法亦约。内有便溺阻隔之，三化汤攻下非克削；此旨专重泄大邪，内外峻攻两不错。三曰泄大邪。若还大气不转旋，顺气匀气二散托。四曰转大气。中风必见痰阵阵，清心散涤痰汤可进。五曰涤痰涎。且风多从热化生，风火相煽无余烬，惟有前人竹沥汤，熄风妙在柔而润。六曰除风热。风与痰气互相搏，神昏脉绝一转瞬，通其窍隧苏合香丸，至宝丹之功亦奋迅。七曰通经隧。又恐汤丸效太迟，急灸俞穴倍雄峻。阴阳二气不相维[1]，此引阴阳顷刻顺。八曰灸俞穴。

按：尤在泾自定八法，余既存其说，而又不能尽顺其意者，谅在泾有知，当亦许余为直友也。一曰开关，尤是以搐鼻探吐为开，而余则以华佗愈风散追以驷马而为开，祛风至宝丹彻其上下表里而为开也。二曰固脱，尤氏以参附汤加竹沥而为固，而余则以侯氏黑散遵《内经》填窍息风而为固也。三曰泄大邪，尤氏遵刘河间法以续命汤泄其外邪、以三化汤泄其内邪而为泄，而余则用防风通圣散一方，并力以两泄之也。四曰转大气，尤氏以八味顺气汤、匀气散以调之，调之未必能转，而余则用生芪一二两，陈皮、人参、防风各三钱，助其大气，再加天门冬五钱，附子三钱，俾水火之气循环不息以为转也。五曰逐痰涎，尤氏以涤痰汤开壅塞而平水饮之逆行，余则以三因白散治横流，而为北门之坐镇也[2]。六曰除风热，尤氏以竹沥汤滋液以除热，而余则以

〔1〕不相维：指阴阳不相依存。维，系，连结。
〔2〕北门之坐镇：原指镇守一方。陈氏这里把三因白散治痰饮，喻为能镇压水邪的将官。北门，喻北方，北方在五行属水。

白虎汤、竹叶石膏汤、黄连阿胶汤直探阳明少阴之本源以除大热也。七曰通经隧，尤氏以苏合香丸、至宝丹集诸香之气以通神，而余则用风引汤炼五色之石以补天也。八曰灸俞穴，以中风卒倒、邪风暴加、真气反陷、表里之气不相通，则阴阳之气不相系，艾灸速于汤药，但尤氏之取穴太多，而余则取穴较少耳。

附中风应灸俞穴

灸风中腑手足不遂等证：

百会一穴在项中央、旋毛中陷、可容豆许。

曲池一穴在肘外辅屈曲骨中，以手拱胸取之，横纹头陷中是。

肩髃二穴在肩端两骨间、陷者宛宛中，举臂取之。

风市二穴在膝外两筋间，平立舒下手着腿当中，指头尽处，陷者宛宛中。

足三里二穴在膝眼下三寸，胻外臁两筋间。

绝骨二穴在足外踝上三寸动脉中。

灸风中脏，气塞涎潮，不语昏危者，下火立效：

百会一穴。

大椎一穴一名百劳，在项后第一椎上陷中。

风池二穴在颞颥后、发际陷中。

曲池二穴。

间使二穴在掌后三寸两筋间陷中。

足三里二穴。

灸风中脉，口眼歪斜：

听会二穴在耳后陷中，张口得之，动脉应手。

颊车二穴在耳下八分。

地仓二穴在侠口吻旁四分近下，有脉微动者是。

凡㖞向右者，为左边脉中风而缓也，宜灸左㖞陷中二七壮[1]；㖞向左者，为右边脉中风而缓也，宜灸右㖞陷中二七壮；艾炷大如麦粒，频频灸之，以取尽风气口眼正为度。

灸中风卒厥、危急等证：

神阙用净盐炒干，纳脐中令满，上加厚姜一片盖之，灸百壮至五百壮，愈多愈妙。姜焦则易之。

丹田脐下三寸。气海脐下一寸五分。二穴俱连命门，为生气之海，经脉之本，灸之皆有大效。

凡灸法，炷如苍耳大，必须大实，其艾又须大热，初得风之时，当依此次第灸之，火下即定。《千金翼》云[2]："愈风之法，火灸特有奇妙，针石汤药皆所不及也。"

灸法，头面上炷艾宜小不宜大，手足上乃可粗也。又须自上而下，不可先灸下、后灸上。若失音者，语言如故，而声音不出，为脏气虚也。虚在脾，用资寿解语汤，以脾之脉，挟喉连舌本也。虚在心，用黄连阿胶汤，以心之别脉，系舌本也。六君子汤倍加麦门冬，入竹沥，再加丹参、远志、石菖蒲之类，兼补诸脏。

舌强不能语，虽语而蹇涩不清，风痰之闭塞也。不语者，绝无言语，有神昏而致者，有肾虚气厥不至舌下者，虚热用接命丹，虚寒用地黄饮子。

口眼歪斜，为足阳明之脉循颊车，手太阳之脉循颈上颊，二经受风，牵引不正，以《外台》独活[3]、竹沥、地黄汁饮之。

---

〔1〕二七壮：即灸十四壮。

〔2〕《千金翼》：即《千金翼方》，唐代孙思邈著。

〔3〕《外台》：《外台秘要》，唐代王焘著。

偏风，半身不遂是也。和利阴阳，疏瀹经络[1]，治内伤之道也。大药攻邪，针熨取汁[2]，治外感之道也。熨法用天麻、半夏、细辛各二两，绢袋二个，盛药蒸热，互熨患处，汗出则愈。

历节痛风，下有专条，用黑豆炒半升，威灵仙二两，桑白皮一两，用醇酒一升半，煎八合顿服之。又用白头翁草一握，捣，以醇酒投之顿服。

风缓即瘫痪，近日以左瘫右痪分之，非是。盖脾主肌肉四肢，胃为水谷之海，所以流布水谷之气，周养一身。今风邪袭脾胃之虚，而四肢安得不为之缓废乎？又肝主筋，肾主骨，肝肾伤，而手足亦为缓弱。

风瘙痒者，表虚胃弱，风邪乘之而发热，热即瘙痒，搔之则成疮也。宜用洗方，紫背浮萍半碗，豨莶草一握，蛇床子、防风各五钱，苍耳子一两，煎汤洗数次即愈。

● 历节风

历节风，一身之关节疼痛也。新病宜五积散以散邪，久痛宜补养气血以胜邪，与中血脉之治同。

《内经》无此病名，仲景《金匮》有之，其桂枝、芍药、知母、生姜汤尤效。闽医名“燎火风”，用犀角、羚羊角、独活、牛蒡根、元参、栀子、大黄、升麻之类。

历节风诗

关节剧疼历节风，方书五积散神功，若投温燥还增病，干葛冬藤金银花，一名忍冬藤。羊藿淫羊藿充。叶天士《本草经解》注云：淫羊藿浸酒治偏枯。

〔1〕疏瀹（yuè 月）：《孟子》：“瀹济漯。”这里指疏通经络。

〔2〕针熨（yù 育）取汁：用针扎刺并用药温熨以取汗。熨，用药物从上按下熨贴之法。

● 痹

痹者，风、寒、湿三气合成为病，痛中带麻也。然三气之中，以湿为主，宜二陈汤加苍术、白术、防风治之，又可借用历节风治法。《金匮》黄芪五物汤治血痹，然亦痹证属虚者之通剂，服二十余剂必效。

【按语】“燎火风”是肢节痹痛，局部热如火炙，经校对原文无误，后人有改为“流火风”者，意为游走行痹而痛，两者大同小异。

经义《素问·痹论》曰：“风、寒、湿三气合而为痹也。其风气胜者为行痹，寒气胜者为痛痹，湿气胜者为着痹。”《灵枢·周痹篇》曰：“周痹者，在于血脉之中，随脉以上，随脉以下，不能左右，各当其所。”后贤用黑大豆水浸罨出芽一斤[1]，晒干炒香熟为末，酒调一钱，日三服。又《痹论》曰：“胞痹者[2]，少腹膀胱按之内痛，若沃以汤[3]，涩于小便[4]，上为清涕[5]。肠痹者[6]，数饮而出不得，中气喘争，时发飧泄[7]。”又曰：“阳气多，阴气少，病气胜，阳遭阴，故为热痹。”

痹诗

闭痹者，闭也。而为痛痹斯名，五积散温通通则不痛。古法程，二术二陈祛湿外，黄芪五物汤妙而精。

---

〔1〕罨（yǎn 奄）：掩覆之谓。

〔2〕胞痹：膀胱闭塞。

〔3〕若沃以汤：形容皮肤发热，如以热水浸洗一样。

〔4〕涩于小便：膀胱之气闭，水道不利。

〔5〕上为清涕：太阳膀胱之阳郁于下，不能上达头巅，所以头部就寒并流涕。

〔6〕肠痹：指大小肠气机痹阻，导致小便不利或飧泄的病证。

〔7〕中气喘争，时发飧泄：大肠乃肺之腑，为肺行气。今痹则肺气不通，因此中气喘争；大肠失去吸收功能，因此发生飧泄。

● 鹤膝风

鹤膝风者，胫细而膝肿是也。为风、寒、湿三气合痹于膝而成。宜借用痹证、历节风方法。如初起用白芥子研末，以姜、葱汁调涂，一伏时患处起泡，泡干脱皮自愈。虚弱者，宜十全大补汤，加附子、防风、牛膝、杜仲、独活主之。此证属于三阴，三阴虽曰主内，而风、寒、湿皆自外来，故列为表证。

鹤膝风诗

膝头独大鹤同形，三气风、寒、湿相因脚部停，五积服完白芥傅，十全大补汤加味妙温经。

● 脚气

脚气之源，考之《经》曰："暑胜则地热，风胜则地动，湿胜则地泥，寒胜则地裂，寒暑风湿之气虽本乎天，而皆入乎地，而人之足履之所以往往受其毒也。"始从足起，渐入小腹，甚乃上攻心胸，若不急治，遂至杀人，盖以五脏经络，脾与肝肾，皆从足指上走腹中故也。然其证则有干、湿之不同。湿脚气者，两脚肿大，或下注生疮，浸淫滋水[1]，宜鸡鸣散；干脚气者，两胫不肿，或顽麻，或挛急，或纵缓为血虚，而兼湿热，宜四物汤加牛膝、独活、苍术、泽泻，热者加黄柏、知母、茵陈，寒者加干姜、附子、吴茱萸、肉桂之类。二证俱名壅疾[2]，不可骤补。若上气喘急，及上小腹不仁，恐攻心不救，《金匮》用肾气丸。此证因形肿在外，故列于表证。

---

〔1〕浸淫：积渐扩展的疮溃。
〔2〕壅疾：壅塞不通的疾病。

脚气诗

脚气原因湿气来，鸡鸣散剂勿徘徊，干干脚气证，不肿而顽麻拘急。宜四物加苍泽，肾气丸平逆上灾。

● 中暑证

暑证口渴、心烦、溺赤、身热、脉洪而虚，轻者为防暑，以六一散荡涤热气，从小便而泄。若暑热闭郁而无汗，必用香薷饮，发越阳气，沏上沏下，解表兼利小便则愈。重者名为中暑，大渴大汗，宜白虎汤加人参主之。或汗出身热，而两足冷者，是暑而挟湿，宜白虎加苍术汤主之。若中暑昏闷不醒，并伏暑停食吐泻，宜半夏四钱，茯苓、甘草各二钱，研末，入生姜汁少许，开水调灌之。然夏月贪凉，多伤寒之病，宜用伤寒法治之，且暑月伏阴在内，吐泻证可用理中汤者十之六七，甚者必用通脉四逆汤；若吐泻而渴，宜五苓散。

经义《刺志论》曰："气虚身热，得之伤暑。"《生气通天论》曰："因于暑、汗、烦则喘喝，静则多言[1]，体若燔炭，汗出而散。"仲景云："脉虚身热，得之伤暑。"

暑证诗

暑证心烦脉已虚，溺红热渴自欷歔，轻宜天水散，又名六一散。从便去，

〔1〕因于暑、汗、烦则喘喝，静则多言：此句按照明代顾从德《重广补注黄帝内经素问》原注释是，因于暑病，则当汗泄，不为发表，邪热内攻，中外俱热，故烦躁、喘、数大呵而出其声也。若不烦躁，内热外凉，瘀热攻中，故多言。喝，谓大呵出声，或作鸣。"喝"字，锦章书局与千顷堂本均作"满"字，当按南雅堂藏版"喝"字为妥。

重则香薷饮取汗除，白虎沃焚征巨效[1]，大汗、大渴不止者，白虎加人参汤。理中救逆鉴前车[2]，夏中伏阴在内，多霍乱吐泻证，渴者五苓散，不渴理中汤，圣法也。余且击时医郑培斋自患吐泻证，上午服藿香正气散，傍晚大汗淋漓而毙，可谓前车之鉴。若急用理中汤，尚可救之。有云膝冷为挟湿，方见东垣李氏书。《东垣十书》有苍术白虎汤。

【按语】暑证有伤暑与中暑之分，夏日感冒中医通俗称伤暑，而夹寒者复称阴暑；夹热者复称阳暑。在烈日或高温下劳动，人体不能适应而突然晕倒，又称为中暑。校者承上文结合各家所述，以阐明含义。

附录　高士宗中暑论

暑者，四时之一气也。暑何害于人哉？如暑必伤人也，则长夏之时，尽人当病，何以烈日中奔走劳形不病，而避暑于高堂大厦者反病耶？须知人病皆自取。吾身五运安和[3]，六气均平，虽日在暑中而不病。吾身五运有亏，六气不振，阴虚则阳盛而热证生，阳虚则阴盛而寒证起。寒病暑病，随人身阴阳之气而化生者也。如寒邪伤阳而化病，寒亦为热；暑邪伤阴而化病，暑亦为寒。苟不以人身气化之寒暑为凭，而以天气之寒暑为定，真杀人不用刃矣！且夏月之时，人身上热下寒，一如天气虽暑，地下则寒。不观井中水冷之极乎？人身丹田之气、地下之水亦若是也。凡治病者，必顾其本，唯夏月之病，当温补者十之七八，宜凉泻者十之二三。凡人肾气有余，形体不劳，但感风暑，化为热病，则藿香白虎，一剂而痊；西瓜凉水，服之而愈。医见

〔1〕白虎沃（wò 卧）焚征巨效：白虎汤退热之功，如水能灭火一样，效果显著。焚，烧。征，证实。巨，大。

〔2〕鉴前车：《汉书》“前车覆，后车戒”，言既见前车之翻覆，后车当必要戒备。喻医疗要吸取既往教训。

〔3〕五运安和：五脏安定和畅。

其痊愈也，遇暑邪入脏之证，亦以此药治之，则一剂而殂者比比矣[1]。酷暑炎炎，朝病夕死，人谓疫气流行而死者，皆以暑邪入脏病也。其病五六日而死，亦因阳气尽泄于外，谷气不入，肾气有亏，真气内脱而死也。如是之病，惟参芪桂附可以疗之，疗之而尽人皆愈也。人或信之，疗之而间有一二不及疗者，人必疑之而非之矣。余尝思子产论政云[2]："夫火烈，民望而畏之，故鲜死焉；水弱，民狎而玩之，故多死焉。"今人恶热药而喜寒凉，又何怪乎其多死哉！戒人当于暑热之中，须知兼杂虚寒之证，不可恣意凉散。然言之未免太过，读者当识其大旨，勿以词害意可耳！

【按语】高士宗"中暑论"强调了外因虽然是构成发病的条件，但发病与否和发病性质还应取决于另一因素，即人体内阴阳正气的盛衰。这种观点符合内因是变化依据，外因是变化条件的辩证思维。

●湿证

湿证脉缓、头重、四肢重痛、大便溏，宜二陈汤加苍术、白术，再随证加减。

经义《太阴阳明论》曰："伤于湿者，下先受之[3]。"《拾遗》注之云[4]：湿，阴邪也；人身之下，阴分也。以阴从阴，故下体先受之，以次而及于上矣；一身尽痛，是其候也。《金匮》用麻黄加白术汤，其论最详，宜熟读之。

湿证诗

四肢重痛大便溏，头亦重兮湿气伤，药用二陈汤加入苍白术，须求《金匮》再参详。

---

〔1〕殂：死亡。诸葛亮《出师表》："先帝创业未半而中道崩殂。"

〔2〕子产：春秋时有名的政治家，博学多闻，历任郑国大夫四十余载，尝与郑简公、定公、献公论政，为人恭敬爱民。

〔3〕伤于湿者，下先受之：伤于湿邪的人下部先受病，因湿有下行之特性。

〔4〕《拾遗》：即《本草拾遗》。系唐代陈藏器所著。

● 肿证

肿证者，一身肿大，重者按之窅而不起[1]，轻者即起。水与气同源，不必分之，以五皮饮为主。上半身肿者，宜发汗，加防风、紫苏、杏仁各二钱；下半身肿者，宜利小便，加防己、白术、地肤子各二钱；虚者合四君子汤，兼服济生肾气丸；实者加葶苈子一钱，莱菔子炒研三钱。如若不效，以小青龙汤行太阳之水，真武汤安少阴之水，麻黄、甘草二味发皮肤之水，麻黄、附子、甘草汤导小腹之水。又以东引桑枝炒紫黑，汤淋取汁，入小黑豆，煮汤服之，数日甚效。又有似肿非肿，而皮肤胀大，名曰气胀，骆氏用神仙九气汤治之[2]。此证不全属于表，然肿证现于皮肤，故列于表证。

经义《平人气象论》曰："面肿曰风，足胫肿曰水。"《阴阳别论》曰："阴阳结邪[3]，多阴少阳曰石水[4]，少腹满。"《大奇论》曰："肾肝并沉为石水[5]，起脐下至少腹，腄腄然上至胃脘[6]，死不治。"《大奇论》曰："肝肾并浮为风水。"《水热穴论》曰："肾者，胃之关也[7]，关门不利，故聚水而从其类也[8]。上下溢于皮肤，故为胕肿，胕肿者，聚水而生病也。""诸

---

〔1〕窅（yǎo 咬）而不起：深陷不起。

〔2〕骆氏：骆龙吉，宋代名医，著有《内经拾遗方论》等书。

〔3〕阴阳结邪：阴经阳经都有邪气郁结。

〔4〕多阴少阳曰石水：阴多阳少则阳虚，膀胱得不到气化，不能蒸发津液，水液积聚于里，名曰"石水"。

〔5〕肾肝并沉为石水：肾肝二脉并沉为石水病。石水病属里证，故脉沉。

〔6〕腄腄然：喻重坠下垂之象。

〔7〕肾者，胃之关：胃主水分摄纳，肾主水分排泄，故称"肾者，胃之关"。

〔8〕聚水而从其类：肾气不化，水先积于下部，久则上溢于肺，流入全身肤表，形成皮肤水气胀满的胕肿。因浮肿是由水聚而起，故称"聚水而从其类"。

水皆生于肾。”“肾者，牝脏也[1]，地气上者，属于肾而生水液也[2]。故曰至阴。勇而劳甚，则肾汗出[3]；肾汗出，逢于风，内不得入于脏腑[4]，外不得越于皮肤[5]，客于元府[6]，行于皮里，传为胕肿，本之于肾，名曰风水。”《灵枢·水胀》曰：“水始起也，目窠上微肿，如新卧起之形，其颈脉动，时咳，阴股间寒，足胫肿，腹乃大，其水已成矣。以手按其腹，随手而起，如裹水之状，此其候也。”又曰：“肤胀者，寒气客于皮肤之间，鼕鼕然不坚[7]，腹大，身尽肿，皮厚，按其腹，窅而不起，腹色不变，此其候也。”《灵枢·五癃津液别论》曰：“水溢则为水胀。”《灵枢·九针论》曰：“下焦溢为水。”《灵枢·胀论》曰：“夫气之令人胀也，在于血脉之中耶，脏腑之内乎。”“夫胀者，皆在于脏腑之外，排脏腑而廓胸胁，胀皮肤，故名曰胀。”夫肤胀与臌胀，何以别之？然肤胀是皮肤胀也，臌胀则腹中胀耳，且色苍黄，腹筋起，肤胀无之，是以异也。

肿证诗

肿成手按论纷纷，按之窅而不起为气肿，即起为水肿。张景岳又反其说。水气同源不必分。气滞水亦滞，气行水亦行。六部浮沉占表里，五皮饮授受语殷勤。出华元化《中藏经》。小青龙汤真武汤功崇本，附子麻黄附子甘草汤。麻甘麻黄甘草汤。勇冠军。肤肿另从九气治，茯苓导水汤得传闻。茯苓导水汤诸家极赞其妙，余熟闻而未试。

---

〔1〕牝脏：属阴的脏器。肾为水脏属阴，故称“牝脏”。

〔2〕地气上者，属于肾：指人身凡是由下部上升的水气都是肾气所化生的，这种情况就好像地气上升为云。

〔3〕勇而劳甚，则肾汗出：指人若恃勇而劳动过甚的时候，汗是出于肾的。

〔4〕内不得入于脏腑：指水气不得内还于脏腑。

〔5〕外不得越于皮肤：指水气不从肤表汗解。

〔6〕元府：即玄府，指汗孔。

〔7〕鼕鼕然：喻不实之象。

● 头痛

头痛详于《伤寒》。太阳痛在后，阳明痛在前，少阳痛在两侧。其余头痛，逍遥散加防风、半夏、玉竹、白芷、川芎，可以统治之。此方多用风药，以巅顶之上，惟风可到也。若血虚头痛，诸药不效者，宜当归补血汤，加鹿茸一两。肾虚头痛者，宜左归饮加肉苁蓉三四钱，川芎二钱，细辛一钱五分主之。惟真头痛，痛甚，脑尽痛，手足寒至节不治。骆龙吉用三五七散救之，其方附子三两，山茱萸五两，干山药七两，为末，食后姜枣汤调下三钱是也。或以吴茱萸大剂，镇厥阴之逆，以厥阴之脉会于巅故也，可救十中之一。

经义《平人气象论》曰："寸口之脉，中手短者[1]，曰头痛。"《著至教论》曰："三阳独至者[2]，是三阳并至。并至如风雨，上为巅疾，下为漏病[3]。"《经脉篇》曰："膀胱，足太阳也，是动则病冲，头痛目似脱，项如拔。"《脉要精微论》曰："来疾去徐，上实下虚，为厥巅疾。"《风论》曰："风气循风府而上，则为脑风。"又曰："新沐中风，则为首风。"又曰："风入系头，则为目风、眼寒[4]。"《奇病论》曰："人有病头痛，以数步不已，当有所犯，内至脑髓，髓者，以脑为主，脑逆故令头痛，齿亦痛，病名曰厥逆。"《厥病论》曰："真头痛，头痛甚，脑尽痛，手足寒至节，不治。"

---

〔1〕中手短者：脉象应指短缩的。中手，着手。

〔2〕三阳独至：张景岳："此三阳独至者，虽兼手足太阳，而尤以足太阳为之主，故曰独至。"其与下文的"三阳并至"实际上就是指少阳、阳明、太阳三经的阳气并至。

〔3〕并至如风雨，上为巅疾，下为漏病：指三阳并至则阳气过盛，其来疾如风雨，其气上行则为头部疾病，其气下迫则为漏泄疾病。

〔4〕风入系头，则为目风、眼寒：风邪侵入头中的目系，则形成目痛、眼寒、畏风、羞涩的目风。

头痛诗

头痛逍遥散芎芷良，血虚当归补血汤入茸尝，血虚头痛，诸药不效者，用当归补血汤加鹿茸治之，以鹿茸生于头为同气也。肾经亏损左归饮，真痛吴萸汤挽绝阳。可救十中一二。

续论

此证百药不效者，时医只守方书相沿之说，及时下常用之方，必不能救此大病。今录高士宗石破天惊之论[1]，壮同志之胆，而为破釜沉舟之计[2]。

头痛之证有三：太阳头痛、少阳头痛、厥阴头痛。太阳之脉，上额交巅络脑；而太阳之上，寒气主之；太阳头痛，寒痛也。少阳之脉，上抵头角；而少阳之上，相火主之；少阳头痛，火痛也。厥阴之脉，上出额与督脉会于巅；而厥阴之上，风气主之；厥阴头痛，风痛也。头痛虽有寒、火、风三者之异，尤当观其微剧，察其阴阳。身有他病而兼头痛，痛之微者也；独患头痛，其痛欲死，痛之剧者也。凡阴血虚而阳热盛，则痛微；若阳气虚而阴寒盛，则痛剧。风火头痛，有余则清散之，不足则滋补之。阴寒头痛乃阴盛阳虚，所谓阳虚头痛者是也，非桂附参芪不能治之。世遇头痛之证，便谓外受风寒，即与发散；发散不愈，渐加寒凉；非芎、防、荆、羌，即芩、连、栀、膏，风火头痛而遇此不致伤身，若阳虚头痛而遇此，必致殒命矣。可不慎哉？

世有三阴无头痛之说，岂知阳虚头痛，纯属阴寒，阳几绝灭，病此者

〔1〕石破天惊：唐代李贺诗："女娲炼石补天处，石破天惊逗秋雨。"此处指高氏论头痛，医界震动之甚。

〔2〕破釜沉舟：《史记》："项羽救钜鹿，悉引兵渡河，皆沉船，破釜甑。"表示下定决心，有进无退。这里比喻为有胆识，敢冒风险。

十无一生。所以然者，一如日不丽天，下沉于海[1]，万方崩陷也。盖人与天地相合，天有日，人亦有日，君火之阳日也；地有四海，人亦有四海，头为髓海，胸为气海，胃为谷海，胞中为血海。在天之日，昼行于天，夜行于海；在人之日，既行于天，亦行于海。自头项至尾闾，如日之行于天也；自血海至髓海，如日之行于海也。今阳虚头痛，乃阴寒蔽日，逆于髓海，不能上巅至项，以行于背，反从阳入阴，以行于腹，是以头痛不已则心烦。心烦者，阳光逆于气海也。心烦不已则呕吐，呕吐者，阳光逆于谷海也。呕吐不已则神昏。神昏者，阳光逆于血海也。头痛至神昏，则入阴之尽，如日沉海底矣。此证治之得法，百中仅能救其二三，而浅学之医，妄投汤药，至治之不效。有云肝风入脑者，有云客气犯脑者，有云真头痛者，其言如是，而散风散寒之药，终以不免。岂知散之之法，非所以治之，适所以害之旨哉！《灵枢·四海论》云："得顺者生，得逆者败，知调者利，不知调者害。"其即日逆于海之头痛，而医者倒行逆施，不善治而致死之谓欤！

愚按：高士宗此论，发前人所未发，但恨有论无方，所云"非桂附参芪不能治之"，肤浅之语，不足尚也。余拟白通汤，倍加附子为的剂。盖阳气起于下焦，妙在重用附子之辛热，在下以启之；干姜从中以接之；葱白自上以通之，可以救十中之一。

● 眩晕

眩晕者，眩冒而旋转不定也。《至真要大论》曰："诸风掉眩，皆属于肝。"此言实证也，宜以二陈汤加防风、玉竹、川芎、天麻、白术、钩藤主之。属

---

〔1〕日不丽天，下沉于海：此句指人体阳气已衰，如太阳不能光照华丽天空，而下沉入海。

痰饮者，倍半夏，再倍加泽泻。火盛者加黄芩、元参。《卫气篇》曰："上虚则眩。"此言虚证也，宜加参、芪，虚甚者加附子。《海论》曰："髓海不足，则脑转耳鸣，胫酸眩冒，目无所见，懈怠安卧。"此言病在上，而根起于下，宜加肉苁蓉、附子、巴戟天。如大虚，诸药不效者，宜鹿茸一两，酒煎，入麝香一厘服之，此即《经脉篇》所谓："督脉实则脊强，虚则头重高摇之义也。"此外，又有火亢眩晕不可当者，大黄酒炒三遍，研末，茶清调下。此证与头痛，不专为表病，以头为诸阳之会，阳主外，故列为表证。

经解《脉要精微论》曰："浮而散者为眴仆。"盖眴与瞬同。项藉传云："眴目视之〔1〕。"谓目动使之也。仰面曰僵，覆面曰仆，即风虚眩晕卒倒是也。《口问篇》曰："上气不足，脑为之不满，耳为之苦鸣，头为之苦倾，目为之眩。"《经脉篇》曰："五阴气俱绝，则目系转，转则目运〔2〕，目运者，为志先死，志先死，则远一日半死矣〔3〕。"

眩晕诗

诸风眩掉属于肝，麻术加入二陈汤治不难，一味鹿茸虚必仗，大黄泻火却相安。

● 咳嗽

咳嗽病，五脏六腑皆有之，然必传之于肺而始作。《内经》云："皮毛者，肺之合也。"经云："形寒饮冷则伤肺。"凡内外合邪之咳嗽，不外小青龙

〔1〕项藉：即项羽。　眴目视之：语出《史记》。全句是："项梁眴籍曰，可行矣。"说的是项梁摇动双目，示意项羽可以动手了。

〔2〕目运：眩运旋转。

〔3〕远：距离。

汤加减。然“合”之一字，喻嘉言推开立论[1]，最有意义：“肺如钟焉，外受六淫之邪气，自外叩之则鸣；内伤七情色欲积损之病气，自内叩之亦鸣；鸣即咳嗽之确象也。”故凡诸病之气，合于肺则为咳嗽，不合则不咳嗽。本证无一定之方，然水饮二字，为咳嗽之根。《伤寒论》云：“咳嗽者，去人参。”以人参多液，助水饮也。故《金匮》以小青龙一方加减为五方，皆以行水为主也。麻黄桂芍可以去取，干姜、细辛、五味子三味必不可离，寒者可加附子，热者可加石膏、大黄，湿者可加白术、茯苓，燥者可加天门冬、麦门冬、阿胶、玉竹、枇杷叶，下虚者可加巴戟天、鹿角胶，上虚者可加黄芪、白术，痰多者可加桑白皮、茯苓。孙真人颇得其秘[2]。此证不专在表，而肺主皮毛，故亦列于表证。

经解《素问咳论》“岐伯曰：五脏六腑皆令咳，不独肺也”。又曰：“皮毛者，肺之合也，皮毛先受邪气，邪气以从其合也。”《示从容论》曰：“咳嗽烦冤者，是肾气之逆也。”“喘嗽者，是水气并阳明也。”《阴阳应象大论》曰：“秋伤于湿，冬生咳嗽。”《灵枢·论疾诊尺》亦云。《生气通天论》曰：“秋伤于湿，上逆而咳。”骆龙吉注云：“湿本长夏之令，侵过于秋，肺受湿伤，至冬坎水用事，而咳嗽生焉。”何柏斋曰[3]：“《病机机要》谓咳无痰而有声，肺气伤而不清；嗽无声而有痰，脾动湿而生痰；咳嗽有声有痰，因肺气动于脾湿，咳而又嗽也。”窃谓此论咳嗽二证，盖倒说也。肺为气主，而声出焉；肺伤寒饮，郁而为痰，声欲上出，为痰所郁，故相攻而作声，痰出，声乃通利，斯谓之咳。外感风寒，肺管为寒气所束，声出不利，故亦相攻作声，然无物也，斯谓之嗽。咳字从亥，亥者有形之物也，故果核草荄，皆从亥，

[1] 喻嘉言：名昌，明代名医，著有《尚论篇》《医门法律》及《寓意草》等书。
[2] 孙真人：即孙思邈。
[3] 何柏斋：名瑭，字粹夫，明代武陟县人，著有《医学管见》一卷。

复有隔阂之义[1]。嗽字从束从吹[2]，此古人制字之妙，乃二证之所以分也。

咳嗽诗

叩鸣如咳肺如钟，喻氏合邪得正宗，表里热寒皆窃附，盛衰久暂隐相从。六经生克崇中土，虚劳诸咳嗽，必以脾胃药收功。五法神明主小青龙汤，《金匮》变为五方。更有不传言外旨，胸中支饮勿姑容。此句从《医门法律》得其秘。

咳嗽续论

咳嗽初由风寒，久久不愈，则声哑羸瘦，痰中带血，气喘偏睡，变成虚痨。时医或谓外邪失表所致，或谓内伤及酒色过度所致。既已成痨，即戒用辛热之品，取甘润之剂，静而养阴，令真阴复而阳不亢，金水相滋，则咳嗽诸病除矣。然此说一行，误人无算，南医六味地黄丸、黑归脾汤等料，加麦门冬、五味子、淡菜胶、海参胶、阿胶、人乳粉、秋石霜、紫河车、叭杏仁、川贝母、猪脊髓之类，百服百死，诚可痛恨！余读《金匮》书中，隐寓有大手眼。喻嘉言亦悟其妙，俱引而不发者[3]，难与俗人言也。余临证以来，每见咳嗽百药不效者，迸去杂书之条诸纷繁，而觅出一条生路，止于《伤寒论》得之治法。《伤寒论》云“上焦得通，津液得下，胃气因和”三句，是金针之度[4]。盖风寒之邪，挟津液而上，聚于膈中，以致咳嗽不愈。若风寒不解，其津液何以得下耶？若误行发散，不惟津液不下，而且转增其上逆之势矣。

---

〔1〕隔阂之义：这里指肺郁不宣，咳声不畅，亦指痰阻气管，遏而不利。

〔2〕嗽字从束从吹：“吹”字与“束”字合起即“嗽”字。意思是邪气束于肺则嗽，故谓从束；肺气不平则鸣，故谓从吹。

〔3〕引而不发：《孟子》：“君子引而不发。”这里指知而不发表意见。引，矢在箭上，开弓欲射。

〔4〕金针之度：把巧妙的金针赠送给我们，指传授医道。度，遗赠。元好问诗：“莫把金针度与人。”

此所以通其上，即和其中；和其中，愈通其上也。至于风寒缠绵不已，积而成痨，及一切痰火、哮喘、瘰疬等证，皆缘火势薰蒸日久，顽痰胶结经隧，所以火不内息，则津液不能下灌灵根〔1〕，而菁华尽化为败浊耳〔2〕。且人全赖水谷之气生此津液，津液结则病，津液枯则死矣。《伤寒论》小柴胡汤谓："咳者去人参、生姜，加干姜、五味子。"此为伤寒言，而不尽为伤寒言也。余取"上焦得通"三句，借治劳伤咳嗽，往往获效。

又诗一首

胸中支饮咳源头，方外奇方勿慢求，熟读《金匮》者自得之。又有小柴加减法，通调津液治优优。

【按语】作者对久咳者忌用滋补阴柔药，怕的是邪留液聚于膈；亦戒误行发散，固无可非议。唯亦有久咳伤肾耗精，或有内燥之证，这时亦应考虑金水相滋而采用养阴之法，庶几全面。

〔1〕灵根：《老子黄庭经》："玉池清水灌灵根，灵根坚固老不衰。"古人把身体、舌体、肾均称为灵根，这里主要指肾。

〔2〕菁华：精华，体内最宝贵的物质。

卷三

里证

● 伤寒里证[1]

伤寒病阳明经大渴、大热，法用白虎汤，为表中之里证。及其传里，谵语、胸腹满、不大便，为里中之里证，宜三承气汤择用。详于《伤寒》门，不赘。刘河间先生用三一承气汤代上三方[2]。

伤寒里证诗

表中之里是阳明，热渴汗多白虎汤行，胃实晡潮膨谵语，里中之里枳实、大黄平。三承气汤随其见证而用之。

● 心腹诸痛

心痛，心为君主之官，受邪而痛，手足寒至节，名真心痛，不治。此云心痛，乃心包络痛也。胸膺痛，肺气不调。胃脘痛，胃气不和。两胁痛，肝胆之病。大腹痛，属脾。

---

〔1〕伤寒里证：本卷目录上的本级标题自此以下均阙如，恐为传抄刊刻之漏，今特予补上，下同不注。

〔2〕三一承气汤：《宣明论方》方，由厚朴、枳实、芒硝、大黄、甘草、生姜组成。

小腹痛，肝肾之病。昔人每证当分别九种：曰饮，曰食，曰风，曰冷，曰热，曰虫，曰悸，曰注，曰去来。悸者，心虚而动痛也。注者，邪气着而痛也。去来者，作止不常，亦邪气也。但注阴而去来为阳耳，其实是小家伎俩，不必泥也。宜以上中下两旁部位分之，自心胸至胃脘为上部，宜宣其阳气。阳气虚宜黄芪，气实宜枳实，气结宜贝母、瓜蒌皮，气逆宜半夏、薤白，气滞宜檀香、砂仁之类。自胃脘至脐为中部，宜调其阴阳。仲景理中丸，以人参、甘寒多液为阴分药。甘草味胜于气，亦阴分药。补阴，以白术、甘姜补阳，为万古准绳。即如通脉四逆汤，急于回阳，若有腹痛，必加苦寒之芍药以养阴。黄连汤重于清火，因有腹痛，不离辛热之姜桂以开阳。此理甚微，非熟于《内经》者，不可与语也。自脐下至阴器为下部，宜破其阴气，《金匮》名为寒疝。今人以睾丸肿大为疝，《金匮》则以腹中痛剧为寒疝。所主皆附子、乌头、蜀椒大热之性，扶阳以破阴。若前痛彻后，后痛彻前，阴阳无分界限，宜加赤石脂一二两以堵截之，而生姜当归羊肉汤，借羊肉之浊气引入阴分以破阴，尤为神妙也。胁肋一带为侧部，宜利其枢转；肝胆之气，其行在侧，小柴胡为少阳之正药，当归四逆汤为厥阴之正药，或再加鲜橘叶四十九片则得矣。以上诸证，脉细而迟，寒也，以姜桂附子吴茱萸之类为主。脉大而数，热也，以金铃子、黄连、沙参、芍药之类为主。痛而利者，虚也，以附子理中汤之类为主。痛而闭者，实也，以小承气汤之类为主。亦有寒实而痛者，宜大黄附子汤以温通之。若吐虫，则用附子理中汤，去甘草，加当归、川椒、黄连、乌梅。若食积，则先以平胃散加麦芽、山查以消导之，否则以承气汤下之。若因怒气而痛，则以七气汤加贝母、抚芎、香附以解之，人人共知，不必赘也。又《仁斋直指》治脾痛攻刺[1]，百药罔效，用和剂抽刀散如神[2]。此方医

〔1〕《仁斋直指》：宋代杨士瀛著。
〔2〕抽刀散：见“卷六”心腹痛证方。

家秘不经传。嘉庆十八年长州徐炳南[1]，梓尤氏《金匮翼》载之[2]。心腹为阴，故列为里证。

经义《举痛论》曰："经脉流行不止，环周不休，寒气入经而稽迟[3]，泣而不行，客于脉外则血少[4]，客于脉中则气不通[5]，故卒然而痛。"《厥病篇》曰："真心痛，手足青至节，心痛甚，旦发夕死，夕发旦死。"按：经文极繁，此不过摘其要语。

心腹诸痛诗

痛分四面定医方，下主于阴上属阳，介在阴阳中部位，枢行在侧转斯康。

【按语】真心痛，近代多数学者认为该证类似心绞痛、心肌梗死。

● 痰饮

痰饮证乃水气上泛，得阳煎熬，则稠而为痰；得阴凝聚，则稀而为饮。此证以脾肾为主，以水归于肾而受制于脾也。痰宜二陈汤，随寒热虚实加减；怪痰老痰，宜滚痰丸。饮宜桂苓甘术汤、真武汤；二证愈后，以桂附八味丸收功。

经义《六元正纪大论》曰："少阴司天，四之气，民病饮发[6]。"又曰：

---

〔1〕徐炳南：清代江苏吴县人。

〔2〕梓：古代刻文字于木板叫梓。这里作刻印出版解。　尤氏《金匮翼》：即尤在泾著的《金匮翼》。

〔3〕寒气入经而稽迟：寒邪客于经脉之中，致使经脉循行迟缓。稽，留止；不进，这里作凝滞解。

〔4〕客于脉外则血少：寒邪客于脉外，致使血液运行不畅而血少。

〔5〕客于脉中则气不通：血行脉中，气行脉外，现在寒邪客于脉中，不仅使血行凝滞，而气亦随之而不通。

〔6〕少阴司天，四之气，民病饮发：少阴君火司天，则阳明燥金在泉，到了第四气，按主气与客气之间，皆属太阴湿土主时，"燥从湿化"，人感之多病痰饮等证。

“太阴所至，为积饮，痞膈[1]。”又曰：“土郁之发为饮，发注下[2]。”《至真要大论》曰：“诸病水液，澄彻清冷，皆属于寒。”按：《内经》言饮而不言痰，有之自仲景始。

痰饮诗

痰病却缘水泛成，滚痰丸峻烈二陈汤和平，桂苓甘术汤同真武，一化太阳水府之气；一镇少阴水脏之气。五饮源流一脉清。

附录　治痰饮七法

痰饮之病源，皆水也。《经》云：“三焦者，决渎之官，水道出焉。”设三焦失职，因之聚成痰饮，变证多端。古人论痰有四：痰饮、悬饮、溢饮、支饮，详于《金匮要略》。余著有《浅注》，宜细辨之。然又有聚而不散者，名留饮；僻处胁下者，名癖饮；流移不定者，名流饮；沉伏于内者，名伏饮；又因酒所伤者，名酒癖；因寒所伤者，名冷痰；因热所伤者，名热痰；总由于三焦失职，气道否涩所致。是以气行即水行，气滞即水滞，惟能宣通三焦之气，则为治其本而清其源矣。《金匮》曰：“当以温药和之。”此六字为金针之度也。所以然者，人之气血得温则宣流，及结而成病。尤在泾新立七法，授时医之捷径，余阅江苏顾西畴、徐炳南之治案多本于此，今姑录之，以见奇相赏疑与析[3]，神交在三千里外云。

一、曰攻逐

古云治痰先补脾，脾复健之常，而痰自化。然停积既甚，譬如沟渠壅滞，

---

〔1〕太阴所至，为积饮，痞膈：太阴脾主消化，故病则为积饮痞满阻隔。

〔2〕土郁之发为饮，发注下：土郁发作的时候就是脾郁为病，则出现痰饮泄下等湿偏胜的病证。

〔3〕见奇相赏疑与析：晋代陶潜诗：“奇文共欣赏，疑义相与析。”这里指尤在泾治痰饮七法，是一篇临证指导的好文章，可以相赏析疑。

久则倒流逆上，污浊臭秽，无所不有。若不决而去之，而欲澄治已壅之水，而使之清，无是理也，故须攻逐之剂。

神仙坠痰丸　控涎丹　礞石滚痰丸　十枣汤

二、曰消导

凡病痰饮未盛，或虽盛而未至坚顽者，不可攻之，但宜消导而已。消者损而尽之，导者引而去之也。

青礞石丸　竹沥丸　半夏丸

三、曰和

始因虚而生痰，继因痰而成实，补之则痰益固，攻之则正不支，惟寓攻于补，庶正复而痰不滋；或寓补于攻，斯痰去而正无损；是在辨其虚实多寡而施之。

六君子汤按：此汤宜入补方，此条宜香砂六君子汤。

四、曰补

夫痰即水也，其本在肾；痰即液也，其本在脾。在肾者，气虚水泛；在脾者，土虚不化。攻之则弥盛，补之则潜消[1]，非明者不能知也。

济生肾气丸　桂苓甘术汤　六君子汤余新增

五、曰温

凡痰饮停凝心膈上下，或痞、或呕、或利，久而不去，或虽去而复生者，法当温之。盖痰本于脾，温则能健之；痰生于湿，温则能行之。

沉香茯苓丸　本事神术丸

六、曰清

或因热而生痰，或因痰而生热，交结不解，相助为疟，昔人故言痰因

〔1〕潜消：无形无声地消失。

火而逆上者，治火为先也。其证咽喉干燥，或塞或壅，头目昏重，或咳吐稠粘，面目赤热。

二陈汤加黄芩、连翘、山栀、桔梗、薄荷

七、曰润

肺虚阴涸，枯燥日至，气不化而成火，津液结而成痰，是不可以辛散，不可以燥夺。清之则气自化，润之则痰自消。

王节斋化痰丸

● 痢证

痢疾，伏邪之为病也。夏月受非时之小寒，或贪凉而多食瓜果。胃性喜寒，初不觉其病，久则郁而为热，从小肠以传大肠。大肠喜热，又不觉其为病。至于秋后，或因燥气，或感凉气，或因饮食失节，引动伏邪，以致暴泻。旋而里急后重，脓血亦白，小腹疼痛，甚则为噤口不食之危证。当知寒气在胃，热气在肠，寒热久伏。而忽发之病，用芍药汤荡涤大肠之伏热，令邪气一行，正气自能上顾脾胃。如若未效，即用理中汤以温胃中之伏寒，加大黄以泄大肠之伏热。一方而两扼其要，红者可加地榆，白者可加木香，红白兼见者并加之。倘久而不瘥，可用理中汤原方以补之，或用真人养脏汤以涩之，或间用香连丸以坚之。此定法亦活法也。如初起而发热不休，方书皆云死证，其实非经络不和，即外感风寒所致。惟审其发热，而仍恶寒者，用当归四逆汤。发热胸胁满而呕者，用小柴胡汤和其经络，而下利自松。仓廪汤更面面周到，足补古人所未及。痢为肠胃之病，故列于里证。

经义《太阴阳明论》曰：“饮食不节起居不时者[1]，阴受之。阴受之则入五脏，入五脏则填满闭塞，下为飧泄，久为肠澼。”《论疾诊尺篇》曰：“春

〔1〕饮食不节：此处《素问》原文“食饮不节”。

伤于风，夏生飧泄，肠澼。”《阴阳别论》曰：“阴阳虚，肠澼死[1]。”《气厥论》曰：“肾移热于脾，传为虚，肠澼死。”按：《内经》所谓肠澼，即今之下痢，方书又名滞下是也。本经《通评虚实论》谓：“肠澼便血，身热则死，寒则生。”《大奇论》谓：“肾脉小搏沉为肠澼下血[2]，血温身热者死。”又曰：“心肝澼，其脉小沉涩[3]，为肠澼，其身热者死，热见七日者死。”《论疾诊尺篇》又谓：“飧泄脉小，手足寒者难已；脉小，手足温者易已。”数句互异，而不知热与温有别，热者壮热，温者温和也。且痢与泻二证同而不同。

痢疾诗

痢分寒热各相争，张氏号心在，近时人著《张氏医参》。伏邪论最精，肠热肠喜热，日受热而伏为病根。胃寒胃喜寒，日受寒而伏为病根。标标热本本寒异，暑过炎暑已退，寒气欲动。秋至新秋初至，余热犹燃。序时更。理中汤姜克贪凉病，加味前汤加大黄令郁火清，初患尚轻休语此，止从芍药汤定权衡[4]。

痢疾救逆诗三首

发热如焚痢可愁，当归四逆汤探源流，小柴胡汤治呕兼寒热，仓廪汤中再讲求。

噤口垂危亦可医，大承气汤神妙少人知，芩连葛草葛根黄连黄芩甘草汤相需用，夺出生关在片时。

---

〔1〕阴阳虚，肠澼死：阴阳两脉俱虚，而又下痢便脓血，是真气竭绝，故主死证。

〔2〕肾脉小搏沉：肾脉本沉，若沉中小而搏动，是阴气不足而阳邪乘之的脉象，故病当肠澼而下血。若血液过热而身发高热的是真阴败绝，故为死候。

〔3〕心肝澼，其脉小沉涩：患肠澼时，若心肝二脏之脉小而沉涩，小为气衰，涩为血伤，身再发热，这是阳盛阴竭，故为死候。

〔4〕定权衡：在芍药汤基础上进行加减。权衡，称物轻重的器具，这里比喻可以加减进退。

真人养脏汤直肠需，水谷直下不停。间用香连丸止下趋，仲景桃花汤春有脚[1]，个中识得反三隅[2]。

● 阴虚下痢

阴虚下痢，发热脓血稠粘及休息痢，用驻车丸。

阴虚下痢诗

千金传下驻车丸，两半归连重一般，三两阿胶姜一两，阴虚久痢得灵丹。

阿胶三两，黄连当归各一两半，干姜（炒）一两，醋煮阿胶为丸，每服四五十丸，昼夜三服，米饮下。“三车”运精、气、神，分治三焦，以调适阴阳。此因阳热过旺，阴精受伤，故用黄连以驻鹿车之骤，干姜以策牛车之疲，阿胶以挽羊车之陷，当归以和精气神之散乱也。张石顽此注甚超，全录之。

● 奇恒痢疾

奇恒痢[3]，张隐庵曰：病生于外感、内伤，人所共知，而奇恒之病，知之者鲜矣。奇恒者，异于恒常也。即以奇恒下利而言，乃三阳并至，三阴莫当，积并则为惊，病起疾风，至如礔砺[4]，九窍皆塞，阳气旁溢，嗌干喉塞。痛并于阴，则上下无常，薄为肠澼[5]。其脉缓小迟涩，血温身热死，

〔1〕春有脚：《开宝遗事》“宋璟爱民恤物，人谓有脚阳春”。这里指仲景桃花汤治痢如阳春煦物。

〔2〕反三隅：《论语》“举一隅不以三隅反”。喻由此而识彼，后人简称“举一反三”。

〔3〕奇恒痢：指异于通常的痢疾。可能相当于现代急性传染性中毒性痢疾。

〔4〕至如礔砺（pī lì 劈厉）：张衡《西京赋》：“礔砺激而增响。”指猝然暴发之病。

〔5〕薄为肠澼：下迫发为痢疾。薄，通“迫”。

热见七日死。盖因阳气偏剧，阴气受伤，是以脉小沉涩。此证急宜大承气汤泻阳养阴，缓则不救。医者不知奇恒之因，见脉气和缓，而用平易之剂，此又何异于毒药乎？予故曰：服平和之药而愈者，原不死之病，勿药亦可；服和平汤而后成不救者，医之罪也。

奇恒痢疾诗

奇恒痢疾最堪惊，阳并于阴势莫京，喉塞咽干君切记，嘉庆戊午夏[1]，泉郡王孝廉患痢七日[2]，忽于寅午之交，声微哑，谵语半刻即止，酉刻死。七月，榕城叶广文观凤之弟，患同前证，来延，自言伊弟痢亦不重，饮食如常，唯早晨咽干微痛，如见鬼状，半刻即止，时届酉刻[3]，余告以不必往诊，令其速回看著，果于酉戌之交死[4]。大承急下可回生。

●泄泻

泄泻之证，《内经》所谓“湿胜则濡泄”是也。宜以胃苓汤为主。如寒甚则下利清谷，加干姜、附子、吴茱萸；如热甚则下利肠垢，去桂枝，加黄连、黄芩、干葛；如食积，加麦芽、山查炒黑；如虚甚加人参。若五更后依时作泻，名脾肾泻，宜四神丸去肉豆蔻，加人参、白术、罂粟壳、干姜、茯苓，以枣汤叠丸，临卧以姜汤送下四五钱。久泻宜圣济附子丸。又《金匮翼》乳豆丸，治滑泄不止，诸药罔效。方用肉豆蔻（生为末），通明乳香（以酒浸过），研成膏，丸如梧桐子大，每服五十丸，空心米饮送下。

---

〔1〕嘉庆戊午：是嘉庆三年，即1798年。

〔2〕泉郡：应指福建泉州府。

〔3〕时届酉刻：应指下午七时至九时。

〔4〕酉戌之交：戌应是下午九时至十一时。

经义《金匮真言》曰："长夏善病，洞泄寒中。"《阴阳应象大论》曰："清气在下，则生飧泄。"又曰："湿胜则濡泄。"又曰："春伤于风，夏生飧泄。"又曰："水谷之寒湿，感则害人六腑。"《脏气发时论》曰："脾病者，虚则腹满，肠鸣，飧泄，食不化。"《经脉篇》曰："脾所生病，心下急痛，溏瘕泄。肝所生病，胸满呕逆，飧泄狐疝。"《厥论》曰："少阴厥逆，虚满呕，变下泄清。"《阴阳别论》曰："一阳发病，少气善欬，善泄邪气。"《脏腑病形篇》曰："肺脉小甚为泄，肾脉小甚为洞泄。"《脉要精微论》曰："胃脉实则胀，虚则泄。"又曰："脉动一代者，病在阳之脉也[1]，泄乃便脓血。"《玉机真脏论》曰："泄而脉大，脱血而脉实，皆难治。"《师传篇》曰："脐以上皮热，肠中热，则出黄如糜。脐以下皮寒，胃中寒，则腹胀肠中寒，则肠鸣飧泄。胃中寒，肠中热，则胀而且泄。"

泄泻诗

泄泻病因湿胜来，胃苓汤旧法出新裁；四神丸固肾时传外，苦领酸甘效首推[2]。此一句，非读十年书、治千百证者，不解其妙。

● 秘结

秘结证，《金匮真言》曰："北方黑色，入通于肾，开窍二阴。"《气厥论》曰："膀胱移热于小肠，隔肠不便。"《脏气法时论》曰："肾苦燥，急食辛以润之，开腠理，致津液，通气也。"《杂病篇》曰："厥气走喉而不能言，手足冷，大便不利，取足少阴。"读此则知秘结之证，除阳明结热，

〔1〕脉动一代者，病在阳之脉也：脉象数动而时见一止的代脉，是病邪在阳，郁热结滞的现象。

〔2〕苦领酸甘效首推：苦味药坚燥，酸甘药化阴。治疗泄泻时，以苦味坚敛领先，继则酸甘化阴善后，为治泻首推之法。

轻者用脾约丸，重者择用三承气汤外，无不由之肾。盖肾主二阴，而司开阖，彼大小便不禁者，责其开而不阖，而大小便不通者，又当责其阖而不开。故肾热者，凉而滋之；肾寒者，温而滋之；肾虚者，补而滋之；肾干燥者，润而滋之。且滋肾而膀胱亦治，移热隔肠之病自已矣。秘结多由于肾，故列于里证。

秘结诗

秘结三承气汤慎用之，麻仁丸，又名脾约丸。润泽不支离，须知肾脏为阴主，补泻寒温总是滋。

【按语】“肾开窍于二阴”，特别是年老体弱之人，肾阴不足，大便常燥结，陈氏告诫人们，这种情况宜慎用三承气，是属中肯之语。用滋肾的桑椹、首乌、肉苁蓉、熟地黄、黑芝麻等药，既可补肾，又能通便，最为对证，所以说“补泻寒温总是滋”。

● 隔食

隔食证，水饮可下，食物难入。高鼓峰专主阳明[1]，用左归饮去茯苓，加生地、当归以养阴。此法从《薛氏医案》胸满不食以六味汤加此二味得来也。去茯苓者，恐其旁流入坎，不如专顾阳明之速效也。用此方俾胃阴上济，则贲门宽展而饮食进；胃阴下达，则幽门阑门滋润而二便通；十余剂可效。如若不愈，《人镜经》专主《内经》“三阳结谓之隔”一语[2]，以三一承气汤节次下之，令陈莝去[3]，则新物纳，此峻剂也。然此证多死，即勉治之，

〔1〕高鼓峰：名斗魁，清代医家。著有《四明心法》《医家心法》等书。

〔2〕《人镜经》：共八卷，不著撰者。 三阳结谓之隔：三阳指太阳经小肠和膀胱，小肠和膀胱若有结热，大小便即隔塞不通。

〔3〕陈莝去：语出《素问·汤液醪醴论》。陈莝，陈旧的铡碎草，这里指驱除人体内郁结已久的水液废物。

亦不过尽人事而已。又有朝食暮吐，名反胃，为中焦虚寒，下焦无火；宜吴茱萸汤、附子理中汤，加茯苓、半夏、川椒之类；或以真武汤、八味丸间服。然《金匮》有大半夏汤，主降冲脉之逆，为隔证反胃初起之神方。

经义《阴阳别论》曰："一阳发病，其传为隔。"按：一阳，少阳也。手少阳三焦、足少阳胆，为初气从中见之相火治之，大小柴胡汤、诸泻心汤，按证用之如神。又曰："三阳结谓之隔。"按：三阳，太阳也，手太阳小肠、足太阳膀胱，从本为寒，从标为热。结者，寒热之气，皆能为结，此深一层论也。张景岳谓："小肠属火，膀胱属水，火不化则阳气不行而传导失职；水不化则阴气不行而清浊不分，皆致结之由。"此浅一层论也。《伤寒论》中尽有神妙之方。《邪气脏腑病形篇》曰："脾脉微急为隔中，食饮入而还出，后沃沫。"按：脉微为脾虚而中气欲馁，沃沫为脾虚而涎液不摄，理中丸为上策；如若未效，宜于脉之急处，寻出所以急之源头而治之。《大奇论》曰："胃脉沉鼓涩，胃外鼓大，心脉小坚急，皆隔偏枯"。按：此即前论高鼓峰之意也。《通评虚实论》曰："隔塞闭绝，上下不通，则暴忧之病也。"《本神篇》曰："忧愁者，气闭塞而不行。"按：此二节，即张鸡峰所谓"噎膈是神思间病"之意。《金匮》茯苓厚朴汤、丹溪越鞠丸可治，但当更求其本则得矣。《血气形志篇》曰："形苦志苦，病生于咽嗌，治以苦药[1]。"愚谓亦不外泻心汤之类。反胃证《内经》无专论，当以《金匮》为主。

隔证诗

左归饮去茯古传心，加入生地当归养胃阴，病重必须求峻剂，三一承气汤通结得良箴。

〔1〕治以苦药：新校正《甲乙经》作"治以甘药"。咽嗌乃脾胃要道，甘能益脾，病生于咽嗌，故可以甘药调之。此处与作者解释有出入，存疑待勘证。

反胃诗

食入反出胃家寒，信服吴萸茱萸汤治不难，更有下焦之火化，理中汤加入椒附令加餐。

隔证反胃总治诗

胃反《金匮》以吐逆名“胃反”。首推半夏汤，厥名曰大迈寻常，阳明能纳冲能降，不在寒温论短长。

隔证余论

隔证，余宗《经》文“三阳结”一句为主，以大便如羊矢为死证。今考《灵枢·邪气脏腑病形篇》曰：“肾脉微缓为洞，洞者食不化，下嗌还出。”此三句，堪为隔证对面诊法。骆龙吉遵《内经》专立病名曰“洞”。注云：“肾主二便。”今肾脉少缓，则肾气虚矣。肾气既虚，则大便不能禁固，所以食饮不化，一下咽嗌，旋即吐出。“旋”与“还”同，名为洞，风是也。洞当作“迵”，风气洞彻五脏也。《史记·太仓公》曰：“迵风者，食饮下嗌而辄出不留，病得之溷[1]。”又曰：“迵风之状，饮食下嗌辄后之，病得之饱食而疾走。”注谓：后，如厕也。马元台注为洞泄[2]，少误，况下文又有小甚焉。《仁斋直指》以不换金正气散送下安肾丸，又用二陈丸收功。

● 腰痛证

腰痛证，《内经·刺腰痛篇》曰：“足太阳脉浮，令人腰痛。”言外感也，以五积散主之。《脉要精微论》曰：“腰者，肾之府，转摇不动，肾将惫矣。”

〔1〕溷（hùn 混）：乱。
〔2〕马元台：名莳，明代医学家，著有《黄帝内经素问灵枢注证发微》等书。

言内虚也，以六味地黄丸、桂附八味丸加牛膝、杜仲、淫羊藿、鹿茸、补骨脂主之。痛如刺者为死血，以鹿角为末，又以肉桂、牛膝、乳香、没药、元胡、桃仁、红花酒煎送下四钱。痛而重着、如带五千钱者为湿气，宜肾着汤。痛而游走，或作止不定者为痰积，宜二陈汤加南星及快气之品，使痰随气运。又白术能利腰脐之死血，凡腰痛诸药罔效者，用白术两许，少佐他药，一服如神。《太平圣惠方》治风冷、寒痹、腰痛，用川草乌三个，生捣为末，少加盐水，摊于纸上，贴痛处即愈。以腰为肾府，故列于里证。

腰痛诗

腰痛外邪五积宜，内虚六味汤、八味汤化裁之；若还瘀血寻鹿角，肾着病，即用肾着汤。沉沉不转移。

● 不寐证

不寐证，经文外，《金匮》主肝魂不守宅，用酸枣仁汤。余以阳不归阴，用干百合一两半，紫苏叶三钱，龙骨、牡蛎、茯神、枣仁之类，随宜加入。

经义《邪客篇》“伯高曰：‘厥气客于五脏六腑，则卫气独行其外，行于阳而不得入于阴。行于阳则阳气盛，阳气盛则阳跻陷[1]；按：此“陷”字即阱之陷，阳气阻而不行也。不得入于阴，阴虚故不瞑。’帝曰：‘善，治之奈何？’伯高曰：‘补其不足，泻其有余，调其虚实，以通其道，而去其邪，饮以半夏汤一剂，阴阳已调，其卧立至。’”《大惑论》“帝曰：‘病不得卧者，何其使然？’岐伯曰：‘卫气不得入于阴，常留于阳；留于阳则阳气满，阳气满则阳跻盛，不得入于阴，则阴气虚，故目不眠矣。’”

〔1〕阳跻：奇经八脉之一。跻，轻健跻捷之意。其脉循行于肢体外侧。

不寐诗

不寐《内经》论最详，肝魂招纳酸枣仁汤，紫苏百合归阴分，《侣山堂类辨》云[1]：余植百合，其花朝开暮阖；紫苏之叶，朝挺暮垂；俱能引阳气而归阴分。龙牡茯神佐使良。

● 不能食

不能食者，胃中元气虚也。然有虚冷虚热之异。虚冷者，面黄白，身常怕寒，所食不能克化，懒不欲食，大便溏秘无常，病在上、中二焦，宜用消食丸。若病在下焦，命门乏火化之职，宜用《本事》二神丸[2]。虚热者，面黄中带赤，身常恶热，胸膈饱闷，不欲食，间或吐酸，小便短，大便不通，病在上、下二焦，轻者用资生丸，重者用凝神散。若病在下焦，高鼓峰谓："肾乃胃之关，关门不利，升降息矣。"关门，即气交之中，天之枢也。故肾旺则胃阴足，胃阴足则思食，当急以六味加归芍养之。若血燥大肠干枯，有黑粪叠积胃底，则当以熟地五钱，当归、麻仁各三钱，白芍、桃仁各二钱，微微润之。视其形体如常，气血尚足，可加大黄三钱助血药，大肠一顺利，胃自开矣。江苏顾西畴最得意之秘法，其徒徐炳南刻《金匮翼》，谓为尤在泾所著，余未敢信。然此法余少年亦用之多效，似不必爱古而薄今也。又此证有谷劳一证，其人怠惰嗜卧，肢体烦重，腹满善饥而不能食，食已则发，谷气不行使然也。《金匮翼》用沉香汤。《肘后》云[3]：饥食便卧得"谷劳"病，令人四肢烦重，默默欲卧，食毕辄甚，用大麦芽一升，川椒一两，并炒干姜三两，捣末，每服方寸匕，日三服。

〔1〕《侣山堂类辨》：清代张志聪撰，皆析疑纠谬之作，颇有见地。
〔2〕《本事》：即《类证普济本事方》之简称。宋代许叔微撰。
〔3〕《肘后》：即《肘后方》。晋代葛洪著。

不能食诗

不食胃虚冷热分，二神思食效超群，二方治寒冷。凝神散并资生丸妙，二方治虚热。以上皆病在上、下二焦之方也。议到下焦勇冠军。二神丸治肾中之火虚，六味汤治肾中之水虚。

附谷劳

谷劳诗

谷劳食已即贪眠，责在胃虚气不前，《肘后》椒姜大麦研，沉香汤取善盘旋。

● 食亦证

食亦者，饮食不为肌肤，言虽食亦若饥也。《内经》云：大肠移热于胃，善食而瘦，谓之食亦。夫胃为水谷之海，所以化气味而为荣卫者也。若乃胃受热邪，消灼谷气，不能变化精血，故善食而瘦也。又胃移热于胆，亦名食亦，以胆为阳木，热气乘之，则灼土而消谷，宜甘露饮主之。

食亦诗

食亦皆因胃热乘，虽能纳谷瘦难胜，慈云若肯垂甘露饮，荣卫絪缊气上腾[1]。

● 黄疸证

黄疸证，已食如饥，但欲安卧，一身面目及小便俱黄是也。此为胃热脾寒，寒则生湿；或胃得风而热，脾得寒而湿。湿热内郁，则膀胱之气不化，

〔1〕絪缊：指体内元气酝酿上腾。

膀胱主一身之肌表，不化气则湿热无去路而成疸矣。《金匮浅注》言之最详，今惟以阴阳提其大纲。凡阴黄疸，色暗如薰黄、短气、小便自利，证多虚，宜理中汤、建中汤之类主之。阳黄疸，色明如橘子、气逆、小便不利，证多实，宜茵陈蒿汤、栀子柏皮汤之类主之。又有从房事而得者，身黄而额上黑、微汗出、手足心热，名女劳疸。取妇人月经布和血烧灰，空腹酒服方寸匕，日再，不过三日必愈。然《金匮浅注》不可不读。此黄色虽现于表，而郁热则盛于里，故列于里证。

黄疸诗

黄疸皆由湿热成，色分暗滞与分明，阴黄色暗滞，阳黄色鲜明。理中汤小建中汤阴黄主，阳证茵陈蒿汤栀子柏皮甘草汤行。

寒　证

● 伤寒寒证

伤寒麻黄汤证、桂枝汤证，表寒也。三阴寒化证用理中、四逆、真武、吴茱萸汤，里寒也。头痛、项强、恶寒，又兼呕逆、腰腹痛，表里俱寒也，时法用五积散。

伤寒证诗

麻麻黄汤。桂桂枝汤。二汤去表寒，理中汤四逆里寒看，若还表里皆寒证，五积散方中叩两端。

● 霍乱吐泻

霍乱吐泻，乃中气虚寒，阴阳离错，寒多不欲饮水者，理中汤主之。夏月伏阴在内，最多此证。若霍乱头痛、发热身疼痛、热多欲饮水者，以五苓散主之；藿香正气散、香薷饮不可轻用。若大汗出、内寒外热、四肢厥冷、脉微欲绝者，宜通脉四逆汤。若大吐大下、厥逆烦躁、手足拘挛者，通脉四逆汤加猪胆汁、人尿以急救之。

经义《经脉篇》曰："足太阴厥气上逆，则霍乱。"《气交变大论》曰："岁土不及，民病飧泄、霍乱[1]。"《六元正纪大论》曰："不远热则热至[2]，

---

〔1〕岁土不及，民病飧泄、霍乱：若是岁运土不足，则风木之气乘湿土，因使脾土之气衰，就易出现霍乱、溏泄等。这里涉及《内经》运气学说。

〔2〕不远热则热至：若不远避时序热气，则热病生。

热至则身热，吐下霍乱。”太阴所至为中满、霍乱吐下，土郁之发为呕吐霍乱〔1〕。

霍乱诗

吐泻交来霍乱名，阴阳离错理中汤平，渴而思水五苓散，脉脱筋挛四逆汤程。通脉四逆加猪胆汁汤，或可以急救之。

附续论

凡大吐大泻，一阵紧一阵者，其人必汗出如雨，身冷如冰，目眶塌陷，声音低小，鼻唇指甲青黑，手足挛急，甚至一身肌肉为大汗大下消脱不留；或但吐而不泻，或但泻而不吐，六脉沉伏，或六脉全无者，救之之法，生死缓急，止争顷刻。若遇时辈，谓证名霍乱，寒热尚未分清，先以阴阳汤探之，或以霍乱门之套方，如藿香正气散、六和汤、不换金正气散及吴茱萸、木瓜炒盐为末之类和之，而不知元气暴脱，回与不回，止在呼吸之间，若用前方，稽延半刻，则追之无及矣。更有冒昧之徒，凡遇此证，必令先吞塘西痧药。不知痧是伏暑之证，欲吐不吐，欲泻不泻，心腹绞痛，窍道闭而不开，如以绳勒喉而死。故塘西痧药，皆用辛香走窜之品，而佐以龙脑麝香，为实证大开大泄之峻剂。若上吐下泻，守中之枢纽将断，反以此药投之，则立断矣。余尝语同道曰：天灾流行，若辈奉天之令而行罚〔2〕，故每言而病家必信，不然，此证而用痧药，其与砒鸩亦奚异哉〔3〕！且误食砒鸩，以黄土水、绿

---

〔1〕土郁之发为呕吐霍乱：土郁发作的时候，自然界湿气上蒸，人感此则脾郁为病，若其郁侵犯在下焦则肠鸣泄泻，甚则呕吐霍乱。

〔2〕若辈奉天之令而行罚：他们奉了上天的命令而施行刑罚。这句话是陈氏讽刺当时某些医者不学无术，治疗错误，从而加速病人死亡，甚至不死于病而死于医。这样的医生等于是替天行罚了。

〔3〕砒：烈性毒药。鸩，《本草集解》：“鸩鸟出广之深山中，啖蛇，人误食其肉立死。”

豆浆、西瓜汁之类，尚可解救，若服塘西痧药，则无可解救矣。仲景《伤寒论》主以理中汤，其四逆汤、通脉四逆汤、通脉四逆加猪胆汁汤，以补理中之未逮。如吐泻初起，惟用理中，若吐泻甚而烦躁，则用吴茱萸汤，《伤寒论·太阴篇》云："宜服四逆辈"。盖云"辈"者，而此汤在内矣。若吐泻汗出、发热恶寒、四肢厥冷而拘急者，宜四逆汤以救阴。若吐泻而小便复利、内寒外热、脉微欲绝者，宜四逆汤以救阳。然又恐力量不及，必以通脉四逆汤为主，而多服之。然余更有一言以告明医曰，凡亡阳证，宜以生附、干姜直追还，不可加入人参之微苦多液，反缓姜附之力，如浪子轻去其家，未追其回于馆舍中，授以家室，则其归不果矣。必俟阳归其宅，而后为之谋及室家，补阴以维阳，则阳不复脱矣。且通脉四逆加猪胆汁汤，起手必不可骤加胆汁，半日间接连服至四五剂，厥冷稍瘥，惟手足之挛急已甚，始加胆汁以救其津液，又加人尿以助之，堪云神剂。否则人参与胆尿加之太早，而阳反不能回，学者不可不知也。

又有服理中、白通、四逆辈，干姜加至一两，附子加至二两，厥回、利止，惟微汗续续未止者，是阳已回，而无阴以维之，恐阳不久而复脱。盖阳以阴为家，如浪子初回，无家可归，随复逃脱。景岳"真阴论"所谓"无妻夫必荡"。斯言却粗中有细也。宜于前方倍加人参、甘草，或人尿、猪胆汁之类，救阴以固其阳。或下利既止，其气反逆于上，呕哕复作，呃逆不止，宜橘皮竹茹汤加麦门冬、代赭、旋覆花汤之类，高者抑之。或火格于上，汤水入口即吐，宜干姜黄连黄芩人参汤，大辛大苦，以开之降之。若身热口渴思水，宜竹叶石膏汤以滋补之，且此方能治虚羸少气、多呕，为大病后清补第一方。此皆病势向愈，末后收功之法。时辈袭余历验之方，误认为开手治法，又以私臆推广，令其间服凉水、生梅水、西瓜汁、甘蔗汁、竹沥、阴阳汤之类，杀人无算。且此证初患时，势缓者，尚轻而易治，若一阵紧一阵，则肉削唇青、指甲青黑、自汗不止、身冷如冰、目上视而不能转睛之危证并见，再加痰声漉漉、气喘抬肩，不半刻死矣。若利止而手足渐温，人渐安静，不药可愈。若利止而大烦大渴、欲引冷水者，是从太阴而出于阳明。《经》云：“阳明之上，燥气主之。”宜白虎汤、竹叶石膏汤之类以滋其燥。或初由太阳头项强痛证，未用桂枝汤解肌，医者卤莽而反下之，间有未经服药，而遽然下利不止者，系邪不外出而用内攻则为喘，喘则皮毛开，发而为汗。诊其脉，急数之中，时见一止，名之曰“促”。因此而知邪虽内陷，其气仍欲外出。自当以葛根黄连黄芩汤，乘机而施升发，使内者外之，陷者举之，此为太阳协热下利凉解之一法也。又或太阳头项强痛病，未用桂枝汤以解肌，医者卤莽而数下之，间或未经服药而自利，利甚，则胃虚而生寒，中气无权，既不能推托邪热以解肌，遂协同邪热而下利，下利不止，则胃愈虚，而阴气愈逆于上，而为心下痞鞕，宜桂枝人参汤解其表里，此为太阳协热下利温托之一法也。又或利止而忽然寒热往来，口苦胁痛多呕，此邪气欲从少阳而外出，宜小柴胡汤乘机以利导，或四逆散以顺接阴阳，一服而手足即温，此为少阳枢转之一法也。先圣所谓“从阴出阳者生”，阳指三阳而言也。若夫吐利不止、四肢冰冷不回，理中、四逆、吴茱萸之类随服随即泄去，俗名直肠洞泄，此胃脾俱败，两土同崩，卦取诸剥[1]，此太阴内陷之死证也。若吐止利断，而咽痛声哑，两足挛急，是邪从太阴而传及少阴。《经》云：“少阴之脉循喉咙，萦舌本。”又云：“少阴之脉，循足阴股是也。”《伤寒论》云：“少阴之为病，脉微细，但欲寐。”凡此为少阴寒化热化俱有之证，宜细辨而用大剂，可救十中之一二。或面赤如朱，下寒而真阳上脱，名为戴阳。或身冷自汗，但燥不烦，欲卧于泥水之中，内寒而热散于外，名为格阳。二证为阴盛阳亡，真寒假热之证，非白通汤、通脉四逆汤，姜附用至一二两，水浸冷饮，

〔1〕卦取诸剥：为“山地剥”卦辞，谓运数不利，指脾胃受邪。

或间加人尿、猪胆汁，日夜服五六剂，不能救之。或吐利后，虚烦不得眠、反复颠倒、心中懊忄农者，为少阴之水火不交，宜栀子豉汤。此烦躁兼见之中，而烦重于燥，为少阴热化之稍轻者。若心烦而至于不得卧、手足躁动不安，宜黄连阿胶汤。此烦躁兼见之中，而躁重于烦者，为少阴热化最重之证。至于热一阵则利止，厥一阵则又利，即厥阴之厥热相间证，不以日计，而以时计，得其意而变通可也。大抵热多厥少为顺，厥多热少为逆，若但厥无热，不可为矣。又须参《伤寒论》"消渴，气上撞心，心中疼热，饥而不欲食，食则吐蛔"等证，以定为真厥阴证。盖此证以风木为本，以阴寒为际，以少阳之火热为中见，所以然者，三阴至厥阴之已极，故不从标本而从中见也。寒热二证，最宜细辨，如不得中见之化，则为寒证。《伤寒论》谓："脉微手足厥冷、烦躁，灸厥阴，厥不还者死。"若欲于死证求生，舍通脉四逆汤兼以灸法，万无生理。如中见之化太过，则为热证。《伤寒论》谓："渴欲饮水者，少少与之愈。"又谓："脉滑而厥者，里有热也，白虎汤主之。"又谓："下利脉沉弦者，下重也。"喻嘉言借用小柴胡汤。又谓："热利下重者，白头翁汤主之。"又谓："下利谵语者，有燥屎也，宜以小承气汤。"又谓："下利后更烦，按之心下濡者，虚烦也，宜栀子豉汤。"余合前后各条，而细绎论中之旨，厥阴为阴之极，若不得中见之化，其死倍速于他经。故吴茱萸汤《伤寒论》本篇只治干呕吐涎沫、头痛之病。而余则以大吐、大利不止，若见吐蛔而厥者，恐乌梅丸力量有限，用此方加乌梅九个，往往获效。此又仲景法外之法、方外之方也。先圣谓从阳入阴者死，阴指三阴而言也。此旨甚微，非熟于阴阳大论及《伤寒论》者，不足以语此。

【按语】霍乱病名，《内经》早有记载。由于当时历史条件的限制，古人多把霍乱弧菌感染与急性胃肠炎之吐泻，病名混淆。逮至明清，由于温病学派兴起，遂逐步认识到真、假霍乱的病名区分，这又是医学上的一大进步。塘西痧药是当时流行的一种中成药。

门人问曰[1]：庚辰、辛巳岁[2]，吾闽患此而死者不少，然皆起于五月，盛于六七月，至白露后渐轻而易愈。且庚辰入夏大旱而热甚，人谓病由热逼；辛巳入夏大涝而寒甚，人谓病由寒侵。而两岁病形如一，其故何也？

余曰：此问正不可少。《内经》云："春伤于风，夏生飧泄。"又曰："久风生飧泄。"此为伏气乘时而发之病。盖五月建午，阴生于午也[3]；六月建未，阴至未而盛也。长夏之时，脾土当旺，脾为阴中之至阴，阴盛生内寒，兼以受侮日久，中见无权，纯是阴寒用事，故吐泻多起此两月。亦有发于前后者，气之来去迟速主之也。至白露后，则为大瘕泄，又当别论。其不以旱潦寒热分者，以病自内出，在无形之气化，不在有形寒热之类也。病形略同，应时而作，所以谓之时疫。

门人等退而喜曰：小子等承诲，而知此证之所以然，又于夫子引"春伤于风"等句，而知吴茱萸汤一方，不止为厥阴证言也。盖脾坤土也，胃艮土也，吐泻无度，四肢逆冷，是脾败而胃亦败，两土同崩，其为《周易》"山地剥"之象乎？今得吴茱萸汤，温养东方之生气，而与足太阴脾土、足阳明胃土合德，土木无忤，其为《周易》"地雷复"之象乎[4]？此汤能转剥为复，所以为此证之神剂。

---

〔1〕门人：学生。

〔2〕庚辰、辛巳岁：庚辰，清代嘉庆二十五年，即1820年。辛巳，清代道光元年，即1821年。此时作者陈修园应是69岁，已乞休在家讲学，并执医业，服务桑梓。

〔3〕五月建午，阴生于午：按岁运十二地支从正月开始，分配为寅、卯、辰、巳、午、未、申、酉、戌、亥、子、丑，所以说"五月建午"。午本属火，午之后运气转阴，故谓"阴生于午"。

〔4〕地雷复：卦爻辞名，指脾胃之气迅速恢复。地，土，指脾胃。雷，声威，震动。

录《千金》孙真人治霍乱吐下治中汤

道光三年，家君年七十一岁[1]。于三月初旬，右胁之旁生一疮疖，大约有二指长，不及一寸，其痛时竟如刀刺。城中诸外科无不延而诊之，每敷药而痛更甚。端午后肌肉渐消、饮食亦渐减，再后一月，日间只饮稀粥，多不过一二茶钟。新秋以后病转剧，烦躁不宁、日夜不得安枕、水米不能沾牙者十余日。犀不得已急备后事。忽于中秋夜半略醒，犀以米汤半杯饮之，更见饱胀。犀思天下岂有半月绝谷之人，尚能生存之理，婉劝家君，每日强饮稀粥数匙。三日后，每早晚可进一茶杯，精神甫定，即命犀曰，我数年所著之书尚未完备，即霍乱吐泻二条，亦须重补。前三年患此病而死者十有八九，其实皆死于药。霍乱一证，今有无知辈以“绞肠痧”疾食谷则死之实证，妄名为“干霍乱”，以伤寒霍乱证名为“湿霍乱”，两峰相峙，其药互相通用，贻害岂止一二人乎！命录仲景理中汤、孙真人治中汤，一以正群言之失，亦以见古人立法之纯也。

治中汤

人参　干姜　白术　甘草各三两

上四味，㕮咀，以水八升，煮取三升，分三服，不瘥，频服三剂。远行防霍乱，依前作丸，如梧子大，服三十丸。如作散，服方寸匕，酒服亦得。若转筋者，加石膏三两，予恐石膏味薄，再加三两，合前成六两。仲景云：若脐上筑者，肾气动也，去术加桂心四两；吐多者，去术加生姜三两；下多者复用术；悸者加茯苓三两；渴欲饮水者，加术合前成四两半；腹中痛者加人参，合前共四两半；若寒者，加干姜，合前共四两半；腹满者，去术加附子七枚。服汤后一食顷，服热粥一升，微自温，勿发揭衣被。圣训煌煌不忌粥也。

〔1〕家君：对人称自己的父亲。此段是陈元犀插文。家君即指陈修园。

张路玉曰：“《经》云，‘清气在阴，浊气在阳，荣气顺行，卫气逆行，清浊相干，乱于肠胃，则为霍乱’。”多由寒邪传入下焦，中焦饮食因之不和，是即形寒饮冷者，三焦伤也。然质有阴阳偏胜，病有寒热乖睽[1]，所以《伤寒论》首言热多欲饮水者五苓散；寒多不欲饮水者理中丸。《千金》更名“治中”，列之三焦。理是理寒热不和，治是治挥霍撩乱。总取干姜之辛温，以鼓舞参术之健运，行甘草之纡缓，与五苓散中用桂之意不殊，虽寒热多少不同，而温散之理则一。朱奉议加青橘二皮，以治饮食所伤，《千金》又增转筋一则，补《伤寒论》之未备。举世知转筋用木瓜，专取酸收夏秋之湿热伤脾。此因清气在阴，而走肠胃，故用干姜；浊气在阳，而扰筋脉，故用石膏。至于理中丸加减诸法，并宜确遵。观吐利止，而身痛不休者，宜桂枝汤小和之，及四逆汤、通脉四逆汤、甘草泻心汤、附子粳米汤等方，端不出《伤寒》《金匮》厥气逆上诸治也。

●臌胀证

臌胀证，因食积而起者，宜胃苓汤加半夏、干姜、五谷虫、木瓜，以麦芽打糊为丸，陈米汤送下三钱。因热而起者，亦用前丸加黄连为佐，此皆实证易治也。惟有虚证，必用神术煎加附子，守服四五十剂方效，即单腹胀亦不外此法。更有因于吐酸而起者，宜理中加黄连，名连理丸，以刚药变胃，不受胃变，此喻嘉言秘法也。心下结聚如盘者，宜桂枝汤去芍药，加麻黄、附子、细辛，日服二剂，夜服一剂，取微汗，令大气一转，其结乃散，即以枳术汤，苦以泄其满，此仲景圣法也。此病属寒者多，故列于寒证。

〔1〕乖睽：这里指寒热背离常规而错杂。乖，背，不相合。睽，离异。

经义《腹中论》曰："有病心腹满，旦食则不能暮食，名为臌胀，治之以鸡矢醴，一剂知，二剂已。"《水胀篇》"帝曰：'臌胀何如？'岐伯曰：'腹胀身皆大，大与肤胀等也，色苍黄，腹筋起，此其候也。'"《阴阳应象大论》曰："浊气在上，则生䐜胀。"《经脉篇》曰："足太阴虚则臌胀，胃中寒则胀满。"《本神篇》曰："脾气实则腹胀，肾气实则胀。"《至真要大论》曰："诸湿肿满，皆属于脾；诸胀腹大，皆属于热。"《太阴阳明论》曰："饮食不节，起居不时，阴受之。阴受之则入五脏，入五脏则胀满闭塞。"《异法方宜论》曰："北方者，其民乐野处而乳食，脏寒生满病。"按：治此病，必以经旨为主，取用仲景之方，方可全愈。唐以后各书，皆臆断驳杂，不可姑试。方书谓单腹胀为臌胀，以外坚中空，其象如鼓也。又名蛊胀，以血气结聚，不可解散，其毒如蛊也。

臌胀诗

骤然臌胀胃苓汤，虚证当知圣术前方，病起吐酸连理丸妙，桂甘麻附细辛汤良。

蛊胀诗 又名单腹胀

蛊胀由来少的方，山风卦内得津梁[1]。艮安止胃能胃能二字，出《医贯》均废[2]，胃其有能，一于止，则其能废隳矣。巽则顺从气弗扬。此证须振肝木之气，以冲开胃土，方得治法。庸医尚云：法取平肝。可发一叹！参透生机原主动，其止也，当矫之以奋发。须知大气本乎刚。其巽也，当矫之以刚果，先甲三日在辛，谓自新也；

〔1〕山风卦："山风蛊"，卦爻辞。八卦以艮卦为山，巽卦为风。艮，止，限，坚。巽，顺，风行。古人以八卦哲理论证脏腑功能。如蛊卦受病使艮卦止息，致胃的功能殆废。巽卦代表肝气，肝气弗扬，不顺行，则成蛊胀。

〔2〕《医贯》：明代赵献可著。

后甲三日在丁，谓叮咛也；此《周易》治蛊之道也。今医用肾气丸，一派静柔之品，杂以些少之桂附，不死何待？仲师心下如盘训，宜苦宜辛二法详。气无形也，宜散之以辛；水有形也，宜泄之以苦。此证不出方，恐泄天地之秘，亦恐人轻其道。

●疝气

疝气者，睾丸肿大而痛也。大抵属于任脉与肝经之病，而他经亦有之。七疝之名[1]，亦不必拘。后贤于此证加一“气”字，可知治此证以调气为主，统以五苓散作汤，加小茴、木香、木通、金铃子主之。如痛甚者，须防其溃烂，加金银花为君，再加乳香、没药为佐。如麻木不痛者，恐其为㿗疝，难治。数年后如升如斗，宜加桃仁、附子、荜拨、沙参、蒺藜、蜜丸，盐汤送下。此证多属寒气凝滞，故列于寒证。

经义《骨空论》曰：“任脉为病，男子内结七疝，女子带下瘕聚。督脉生病，从少腹上冲心而痛，不得前后为冲疝。”《长刺节论》曰：“病在少腹，腹痛不得大小便，病名曰疝，得之寒。”《经脉篇》曰：“足厥阴肝病，丈夫㿗疝，妇人少腹肿。肝所生病，为飧泄狐疝。”《阴阳别论》曰：“三阳为病发寒热，其传为㿗疝。”《邪气脏腑病形篇》曰：“小肠病者，小腹痛，腰脊控睾而痛，时窘之后。”《大奇论》曰：“肾脉大急沉，肝脉大急沉，皆为疝。”

疝气诗

疝为任病与肝经，茴小茴香木木通、木香金铃是典型，合入五苓汤散妙，

---

〔1〕七疝：《素问》以冲疝、狐疝、㿗疝，厥疝、瘕疝、㿗疝、㿗疝为七疝。《袖珍方》以厥疝、癥疝、寒疝、气疝、盘疝、胕疝、狼疝为七疝。丹溪及子和以寒疝、水疝、筋疝、血疝、气疝、狐疝、㿗疝为七疝。马莳（马元台，明代医学家）以心疝、肝疝、脾疝、肺疝、肾疝、狐疝，㿗疝为七疝。

石灰捣如米大，入棉布中，以线缝好，包肾囊，隔夜再易之。外法亦神灵。素臬台云：此法屡试屡验。

●厥证

厥证者，四肢逆冷是也。伤寒寒厥，初病即厥，表宜当归四逆汤，里宜通脉四逆汤。伤寒热厥，多见于传经之后，轻者宜四逆散，脉长者宜白虎汤，脉沉实大便闭者宜承气汤，详于伤寒门不赘。若《内经》之论厥多端，阳气衰于下，则手足寒，亦名寒厥，宜桂附八味丸；阴气衰于下，则手足热，亦名热厥，宜六味地黄丸。血之与气并走于上，则为大厥，厥则暴死，气复还则生，不还则死。此不能以药治，当徐俟之，或半夏末搐鼻取嚏，厥回后议药。尸厥身脉皆动而形无知，宜还魂汤，方用麻黄三钱，杏仁（去皮尖）二十五粒，炙草一钱，水煎服。如药灌不入，分病人发，左右捉搦，按肩引之令服，取效。煎厥者，阴亏阳扰，心如火燎，不必手足逆冷，病在于中，宜白虎加人参汤。薄厥者，气血俱乱，相薄成厥，似大厥而稍轻，病在气血，宜生蒲黄一两，黑豆（炒）二两，以清酒淋下取饮。血厥者，似大厥而亦稍轻，妇人多有之，宜白薇汤，方用白薇、人参、当归各二钱，炙草一钱，水煎服。气厥者，因怒气而得，宜七气汤。痰厥者，痰涎如涌，宜二陈汤加苍术、白术、制南星、竹沥、姜汁。食厥者，因过饱而得，宜平胃散加莱菔子三钱，煎服探吐。酒厥者，醉后发厥，宜五苓散去桂加黄连、黄芩、干葛，此皆昏不知人而名之，其实为风癔之类。近医于猝倒之厥，多混认为伤寒热厥，误人不少。《内经》寒热二厥，虽手足合言，究竟寒热先从足起，知其阴阳先衰于下，不待手寒手热，皆当以厥论也，说本张心在《附经》[1]。此证虽寒热俱有，

〔1〕《附经》：清代张心在纂，共六卷，见《张氏医参》。

而仲景每指肢冷而言，近时称名，从仲景而不照《内经》，故列于寒证。

经义《脉解篇》曰：“内夺而厥，则为喑痱，此肾虚也，少阴不至者厥也。”《调经论》“（岐伯）曰：‘气之所并为血虚，血之所并为气虚’。帝曰：‘人之所有者，血与气耳，今夫子乃言血并为虚，气并为虚，是无实乎？’岐伯曰：‘有者为实，无者为虚，今血与气相失，故为虚耳。血与气并，则为实焉。血之与气，并走于上，则为大厥，厥则暴死，气复反则生，不反则死。’”《阳明脉解篇》曰：“厥逆连脏则死，连经则生。”按：《内经》论厥，不能尽述，而此数节，可以挈其大纲。盖内者，肾也；夺者，精夺也；厥者，气逆也；喑者，口哑也；痱者，足废也。今肾虚而厥，口不能言，以肾脉挟舌本也；足不能行，以肾脉循阴股也。次章谓：血气并走于上，则下之空虚，可知神气俱失其根，所以暴脱欲死。三章言连经者，病在肌表，故轻而生；连脏者，病在根本，故重而死。人之根本维何？肾中之水火也。三章互相发明。火虚者用刘河间地黄饮子，水虚者用骆龙吉接命丹。附录接命丹方，用人乳二酒盏，好梨捣汁一酒盏，倾银罐内，重汤炖滚，黄沫起，开青路为度，每日空心一服，盖取以人补人之义也。

厥证诗

医书论厥互相讥，寒热攸分辨细微。里热三承气汤表四逆散，内寒通脉四逆汤外当归。当归四逆汤。同中互异明标本，证上筹方别范围。最是追魂汤先圣法，白薇汤又重闺闱。治妇人血厥如死人。

附寒证统论

寒证有分经治者，有不必分经治者。桂枝、麻黄驱表寒，干姜、附子温里寒，羌活、独活祛表之风寒，吴茱萸、川乌温里之风寒；肉桂去血分之寒，香附佐姜附除气分之寒，一隅三反可也。理中汤补中土以统治诸脏，中和之剂也。吴茱萸汤、大建中汤宣上焦之阳也。真武汤扶下焦之阳，以行水也。

附子汤回坎中之阳，以祛寒也。四逆汤救四肢之厥冷。白虎汤、通脉四逆汤更有斩关夺命之奇能。寒甚脉绝、热药拒格不纳者，必用白虎汤加人尿、胆汁，寒甚格阳亦用之。痨伤下寒上热者，宜二加龙骨汤。若不宜刚燥之剂，小便不利者，可用桂附八味丸。若巴戟天、肉苁蓉、小茴香、沉香、补骨脂，皆温补命门之善药，与痨伤证相宜。

卷四

热证

●伤寒热证[1]

伤寒头痛项强、发热恶寒、身疼痛而喘、无汗而烦躁，用大青龙汤。温病发热不恶寒而口渴，用麻杏甘石汤。四时感冒，时法用九味羌活汤，表热也。阳明经身热自汗而渴，或服桂枝汤后，大渴饮水，用白虎人参汤，中热也。不恶寒但恶热、潮热、谵语、便闭，用三承气汤，里实而热也。发斑谵语，时法用三黄解毒汤、犀角地黄汤，里热也。头痛、恶寒、发热而谵语、小便短赤、大便闭者，用防风通圣散，表里俱实俱热也。法详伤寒门不赘。

伤寒表热诗

太阳烦躁无汗者用大青龙，麻杏石甘汤温病宗，九味羌活汤冲和又名冲和汤易老制，能令表热自肌松。

〔1〕伤寒热证：本卷目录上的本级标题在内文中多阙如，恐为传抄刊刻之漏，今特予补上，下同不注。

伤寒中热里热诗

汗渴心烦白虎汤，阳明经热救中方，三黄解毒散犀角地黄汤热归里，结实未成此法良。

伤寒热入于里而实及表里热实诗

晡潮便结语言狂，热结阳明承气汤，无汗不便表里实，防风通圣有兼长。

● 口糜龈烂出血

口糜龈烂出血，心、肺、胃之火盛也，宜甘露饮主之。俗名双、单蛾，即方书所谓喉痹也。双蛾易治，单蛾难治，由心肾之火乘肺也，宜刺手大拇指出血。又以导赤散加桔梗、贝母、射干治之，是为反治法。二证若服凉药不愈，宜用附子片以白蜜蒸熟，含咽其汁；又以通脉四逆汤加猪胆汁、人尿与服；又以桂附八味汤，加黄连少许，水浸冷服，是为从治法。此证不可纯用凉药，恐上热未除，中寒复起，毒气乘虚入腹，上喘下泄，手足厥冷，爪甲青，口如鱼口者死。

附喉痹

经义《内经》云："一阴一阳结，谓之喉痹。"一阴谓心主，一阳谓三焦，二脉并结于喉，气热内结，故为喉痹。

附引三条

咽者、咽也，喉者、候也。咽接三脘以通胃，故以之咽物；喉通五脏以系肺，故以之候气。气喉、谷咽，皎然明白。《千金》谓：喉咙主通利水谷之道，咽门主通脏腑津液神气，误也。

喉以纳气，故曰喉主天气；咽以纳食，故曰咽主地气。

喉风喉痹，皆由膈间素有痰涎，或因七情不节而作，火动痰上，壅塞咽喉，所以内外肿痛，水浆不入，言语不出，可谓危且急矣！

口糜龈烂诗

口糜龈烂火之炎，只盼慈云甘露饮沾，喉痹生蛾导赤散，四逆通脉四逆汤加桔梗，或桂附八味汤冷服。从治以热攻热，谓之从治。继针砭。

【按语】《内经》所载“寒者热之，热者寒之”，通常称为逆治法，又叫正治法；热因热用，寒因寒用，通常称从治法，又叫反治法。这里作者将从治、反治意思颠倒，究竟是校对错误或作者原作之误？存疑待考。

●吐、衄、咯、下各血证

吐血、咯血、咳血、鼻衄、舌衄、大便血、血淋、血崩等证，皆为血不循经之病。经者，常也，血所常行之路也。血生于中焦，半随冲任而行于经络，半散于脉中，而充肌腠皮毛。若外有所感，内有所伤，则血不循经道而行，从上而溢，则为吐血、咳血、咯血、鼻衄、齿衄、舌衄等证；从下而泄，则为大便血、溺血、血淋、妇人血崩等证；不必有五脏六腑之分也。且五脏有血，六腑无血，观剖诸兽腹，心下夹脊包络中多血，肝内多血，心、脾、肺、肾中各有血，六腑无血。近时以吐血多者，谓吐胃血，妄甚。凡吐五脏血即死，若吐衄崩下诸证，皆是经络散行之血也。谓因五脏六腑之病而致血则可，谓血从五脏六腑之中而出则不可。余读《本草经》《内经》《金匮》及《千金》等书，别有所悟。新刮青竹茹一捻，随宜佐以寒热补泻之品，一服即效。所以然者，人身之脉络不和，则充肤热肉，澹渗皮毛之血，不循行其常道，则上吐衄而下崩中。今得竹茹以和之，是以竹之脉络，通人之脉络而为治也。若从风寒得者，麻黄汤加味可用。若从酷暑得者，竹叶石膏汤、白虎汤、六一散可用。若从秋燥得者，泻白散可用。诸经之火炽盛者，四生丸可用，六味地黄汤亦可偶服，皆治标之剂也。若固元汤之平补，理中汤之温补，甘草干姜汤之补其上，黄土汤之益其中、下，与《褚氏遗书》所言“血虽阴类，运之者其阳和”二句，均得各大家不言之秘。余于此证各方，俱加鲜竹茹三四钱，为效甚速；或另以大黄桃仁行血破滞之剂，折其锐气。滑伯仁云：“血既妄行，遗失故道，不去血行瘀，则以妄为常，曷以御之？且去者自去，生者自生，何虚之有？”尤在泾曰：去者自去，生者自生，人易知也。瘀者未去，则新者不守，人未易知也。细心体验，自见此证不专属于热。因《内经》有不远热则热至，血淫、血泄之病生句，故列于热证。

血证诗

血随气布四字精细要循经，失其常度奔腾若迅霆，寒冬寒则麻黄汤加减，盖以麻黄能散血，行于经络、肌腠、皮毛，环转流行不息，斯不致上溢、下溢之患矣。李东垣麻黄人参芍药汤暗合此意，张隐庵用紫苏梗，时贤用荆芥亦同。温春温桂去，秋宜泻白散夏膏灵，竹叶石膏汤或白虎汤皆以石膏为主。四生丸妙在鲜荷艾，六味汤功归泽泻苓，解到理中汤黄土汤外，道行脉络竹皮青。

下血久不止用断红丸诗

任脉冲脉血海督脉司权，专取奇经得秘传，续断三钱同侧柏，鹿茸一具断红丸。侧柏叶炒香、续断酒炒各三钱，鹿茸一具酥炙，醋煮阿胶为丸，每服四五十丸，乌梅汤、人参汤任下。鹿茸有血，冲任之血最盛，从督而布护也。此为下血久不止证，深一层以用药。

血证穷极用当归补血汤诗

血虽阴类运阳和，《内经》及汉唐诸家秘旨。运借黄芪黄芪质轻而行速，取其善运用倍多，少佐当归阴得主，阴以阳为主，得主有常，则所行不妄。笑他门外怪云何？甲子岁，余治其下血证，议用此方，门外汉以黄芪作胀阻之，另服止血套药，愈后变证百出。

● 喘促

喘促者，气上冲而不得倚息也。与痰饮、咳嗽、哮证参看。有内外虚实四证：外证为风寒，以小青龙汤加杏仁主之。内证为水饮，以小半夏汤加茯苓八钱主之。实证非气闭不开即肺胀不约，气闭因支饮壅满，呼吸不能自如，以葶苈大枣泻肺汤主之；肺胀其人喘、目如脱状、脉浮大者，以越婢加半夏汤主之。虚证非脾虚不能转运即肾虚不能吸纳，脾虚以六君子汤加干姜、细辛、五味子主之；肾虚宜真武汤、黑锡丹主之；亦有气短为微饮，宜从小便去之。出气短者，宜苓桂甘术汤；入气短者，宜肾气丸。此证不尽属于热，缘《内经》有“诸逆上冲，皆属于火”句，故属于热证。

喘促诗

喘分内外实虚医，内饮小半夏汤外感小青龙两路驰，气阻实痰葶苈下，大枣泻肺汤。肺为实胀越婢汤施，虚而不运脾虚不运六君子汤助，虚若离根肾气上奔真武汤追，导引利便小便呼吸辨，呼气短，宜从太阳以化气；吸气短，宜从少阴以纳气。桂甘苓桂甘术汤肾气丸古遗规。此首限于字母，四字化为六字，俱要平提明提出，故不能合法。

● 哮证

哮证，寒邪伏于肺俞，痰窠结于肺膜，内外相应，一遇风、寒、暑、湿、燥、火六气之伤即发，伤酒伤食亦发，动怒动气亦发，役劳房劳亦发。一发，则肺俞之寒气与肺膜之浊痰狼狈相依，窒塞关隘，不容呼吸。而呼吸正气，转触其痰，鼾齁有声〔1〕，非泛常之药所能治，宜圣济射干丸主之。然涤痰虽为得法，又必于潜伏为援之处，断其根株，须灸肺俞、膏肓、天突诸穴。此证原非因热所致，缘《内经》有“诸逆上冲皆属于火”之句，故与喘促均列于热证。

〔1〕鼾齁：是哮证所发出的声音气息。鼾，鼻声。齁，鼻息。

哮证诗

寒伏腧中哮证根，射干丸料是专门，再将天突膏肓灸，陈饮新邪绝党援。

● 五淋证

五淋者，小便短数，淋沥不断，茎中痛是也。癃闭者，小便点滴不通，胀闷欲死是也。二证皆膀胱之气不化，三焦之决渎不行所致，宜五淋汤主之。尿出如膏为膏淋，加萆薢；溺血茎中割痛为血淋，加桃仁、郁金、牛膝，调麝香一二厘；因劳而得为劳淋，加人参、黄芪；因动气而得脐下胀痛为气淋，加紫苏、生麦芽、沉香；下如沙石为沙淋，调下黄瓜鱼脑中之石、发灰、滑石各等分为末三四钱。癃闭服利水药不效者，即用补中益气汤，服二时许，二煎再服，即以手探吐，此开上窍以通下窍法也。或用麻黄三四钱，杏仁十四粒，加于五淋汤中，此通阳气以达阴气法也。或用天门冬、麦门冬、桑白皮各五钱，人参、杏仁、紫菀各三钱，水煎服，此从高原以导水法也。或以白菊花根捣汁调白酒服。或以海蜇皮四两，浸去矾味，加荸荠去皮十四粒水煎服。或阴虚不能配阳以化水者，宜滋肾丸。或元气自虚不能化水者，宜桂附八味丸。尤氏谓："重阴冱寒[1]，地道闭塞，惟与白通汤多加葱白，阳气一至，二便立通矣，再加人尿一盏尤效。"又：有色欲过度，似淋非淋，溺短而数，茎中痛甚，宜肉苁蓉、淫羊藿、生杜仲为君，佐以白蜜、羊脂之类方效，与淋闭之治不同。此证多系热结膀胱，故列于热证。

经义《灵兰秘典论》曰："小肠者，受盛之官，化物出焉。三焦者，决渎之官，水道出焉。膀胱者，州都之官，津液藏焉，气化则能出矣。"《宣

[1] 重阴冱（hù 互）寒：指阴甚寒凝。冱，冻结。张衡《思玄赋》："清泉冱而不流。"

明五气篇》曰：“膀胱不利为癃，不约为遗溺。”《生气通天论》曰：“阳不胜其阴，则五脏气争，九窍不利。”《口问篇》曰：“中气不足，溲便为之变。”《玉机真脏论》：“帝曰：‘夫子言脾为孤脏[1]，中央土以灌四旁，其太过与不及，其病皆何如？’岐伯曰：‘太过则令人四肢不举[2]，不及则令人九窍不通[3]，名曰重强[4]。’”《气厥论》曰：“胞络移热于膀胱，则癃溺血。膀胱移热于小肠，膈肠不便，上为口糜。”《经脉篇》曰：“肝所生病者遗溺、闭癃，足少阴实，则闭癃。”《痹论》曰：“肠痹者，数饮而出不得，中气喘争，时发飧泄[5]。胞痹者，少腹膀胱按之内痛，若沃以汤，涩于小便，上为清涕[6]。”《六元正纪大论》曰：“阳明司天之政，民病癃闭。”

五淋诗

五淋证用五淋汤，随证增加记要详，欲病似淋茎割痛，苁蓉羊藿蜜脂量。

---

〔1〕脾为孤脏：这里指脾气不足。

〔2〕太过则令人四肢不举：脾主四肢，脾湿太过则四肢被湿气壅滞而不能举动。

〔3〕不及则令人九窍不通：脾气不及，消化障碍，各脏腑失掉营养，则其气不达九窍，使九窍不通。

〔4〕重强：脾气弱，不制胃气，致胃气过强的意思。

〔5〕肠痹者，数饮而出不得，中气喘争，时发飧泄：小肠为心之腑，能导火下行，今因痹而不能导火下行，使火郁而灼津液，所以虽多饮水，而小便仍少而排尿困难。大肠乃肺之腑，为肺行气，今痹则不能通行肺气，因而中气喘争。大肠失去吸收功能，因而发生飧泄。

〔6〕胞痹者，少腹膀胱按之内痛，若沃以汤，涩于小便，上为清涕：胞，这里指膀胱。膀胱之气闭，则水道不利，因而涩于小便；闭塞则热郁，所以用手按之痛，皮肤如汤沃，有灼热感。太阳膀胱之阳郁于下，不能上达头巅，所以头部就寒而流涕。

附癃闭

癃闭诗

癃闭似淋点滴无，只求利水法全迂[1]，柴升补中益气汤服后，以手探吐。探吐针机转，麻黄杏仁加入五淋汤。行阳阴气濡，肾气丸龙腾泽自沛[2]，通关丸，又名滋肾丸。云合雨时敷[3]，二冬杏菀参桑白，此李士材医案，从高源以导之之法。海蜇一名水母。荸荠亦可需。

● 浊病

浊病皆湿热之病。湿胜热则为白，热胜湿则为赤。初起宜二陈汤加苍术、白术、黄柏、萆薢主之，赤浊再加丹参。如若未效，宜固其精道，利其水道，用萆薢分清饮。或久而不愈，宜补其心气，用四君子汤加远志二钱。或水虚火旺而为浊，宜六味丸加黄柏、苍术、益智仁之类。或火衰气不摄精，宜桂附八味丸加菟丝、车前之类。浊出精窍，与淋出溺窍不同，总以治肾为主。然初起多由于湿热，故列于热证。

经义《至真要大论》曰："诸转反戾，水液浑浊，皆属于热"，"太阳之胜，阴中乃疡，隐曲不利，互引阴股[4]"。《痿论》曰："思想无穷，所愿不得，

---

〔1〕法全迂：治法不切实际。

〔2〕龙腾泽自沛：龙火上腾，即命门之火上腾。泽自沛，即雨水之泽沛然而下。这里指暖命门之火，可使小便通利。

〔3〕通关云合雨时敷：通关滋肾丸以知母、黄柏益肾阴，肉桂壮肾阳，使阴阳交通，则雨水敷布。雨时敷，这里喻小便自利。

〔4〕太阳之胜，阴中乃疡，隐曲不利，互引阴股：太阳为寒水之气，胜则寒气偏盛；太阳脉络肾属膀胱，故阴中生疡而房事不便，其痛牵引阴股。

意淫于外，入房太甚，宗筋弛纵[1]，发为筋痿[2]，及为白淫[3]。”《口问篇》曰：“中气不足，溲便为之变。”《玉机真脏论》曰：“冬脉不及，则令人小腹满，小便变[4]。”按：宜参癃闭、遗溺各章文。

浊证诗

浊由湿热二陈汤加味，苍白丹参柏薢夸，坊本萆薢分清饮通水道，全书景岳远志四君子汤加此入心家，火衰肾气丸为主，水阙六味地黄汤可嘉，借用遗精封髓丹法，时方却不悖长沙[5]。

●呕、吐、哕、呃逆证

呕者，呕字从沤，沤者水也，口中出水而无食也。吐者，吐字从土，土者食也，口中吐食而无水也。呕吐者，水与食并出也。哕者，口中有秽味也，又谓之干呕者，口中有秽味，未有不干呕也。呃逆者，气冲有声，声短而频也，昔人亦谓之哕，时书分别多误，今特正之。统用二陈汤倍半夏加生姜为主，以统治之。热加黄连、鲜竹茹、鲜芦根；寒加吴茱萸、人参、大枣；食积加六神曲、炒山查、麦芽、干姜；哕加旋复花、人参、代赭石；呃逆加竹茹四钱，倍用橘皮；如久病发呃，为脾肾之气将绝，用人参一两，干姜、附子各三钱，

〔1〕宗筋：三阴三阳的经筋会合于前阴部。这里指男子的生殖器。

〔2〕筋痿：四肢筋脉痿弱无力，不能随人的意志而动作。

〔3〕白淫：女性从阴道流出过多白色黏液；男性欲火妄动，精液自出。

〔4〕冬脉不及，则令人小腹满，小便变：《玉机真藏篇》认为“冬脉如营”，营是兵营，脉象沉潜而微搏，如兵守垒；若冬脉急疾无力，表示肾气不足。肾虚不能施化于膀胱则小便变色，少腹也有胀满的感觉。

〔5〕时方却不悖长沙：封髓丹是《卫生宝鉴》方，属时方，作者认为时方治法不可违背张仲景的理论。悖，背逆事理。长沙，相传张仲景任过长沙太守。

丁香、沉香、柿蒂各一钱；可救十中之一。以上诸证，皆阳明气逆之病，故一方可以统治。惟吐虫宜去甘草，加川椒、人参、吴茱萸、黄连、黄柏、干姜、乌梅肉各一钱治之。此证不尽属热，缘《内经》有“诸逆上冲，皆属于火”之训，故列于热证。

呕吐哕呃逆诗

四证丹溪主二陈汤，寒温虚实审其因，若由虚呃人参附，蛔证黄连梅椒柏遵。

● 吞酸病

吞酸病多属于肝，宜以左金丸、连理汤加陈半为主方，小柴胡汤、平胃散佐之。

经义《至真要大论》曰：“诸呕吐酸，暴注下迫，皆属于热。”又曰：“少阳之胜，呕酸善饥。”

吞酸诗

吞酸连理汤左金丸，平胃散小柴胡汤亦可安，寒热补清灵变用，病机指示属于肝。

● 三消证

三消证：上消者，口渴不止也，治以人参白虎汤；中消者，食入即饥也，治以调胃承气汤；下消者，饮一溲二也，治以肾气丸。赵养葵云：无分上、中、下，先以治肾为急。以六味丸料一斤，入肉桂、五味子各一两，水煎六七碗，恣意冷饮，熟睡而病如失。此以其温药引其真水，以滋上、中、下之燥也。此为火病，故列于热证。

三消诗

上消人参白虎汤中消调胃承气汤，下消肾气丸可贵，赵氏治肾统三消，地黄丸料一斤加桂心五味子各一两，水煎冷服。

附录　张隐庵消渴论[1] 人参汤方解、消渴续论

病阳明之燥热而消渴者，白虎汤主之，此外因之渴也。胃气弱而津液不生者，人参汤主之，此内因之渴也。有脾不能为胃行其津液，肺不能通调水道，而为消渴者，人但知以凉润之药治渴，不知脾喜燥而肺恶寒。试观泄泻者必渴，此因水津不能上输，而惟下泄故尔。以燥脾之药治之，水液上升即不渴矣。故以凉润治渴，人皆知之，以燥热治渴，人所不知也。

人参汤方解按：理中汤原方参、术、姜、草各三两，人参汤甘草则用四两，以此分别。

程郊倩云[2]：参、术、炙草，所以固中州，干姜守中，必假之焰釜薪而腾阳气[3]。是以谷气入于阴，长气于阳，上输华盖，下摄州都，五脏六腑，皆以受气矣，此理中之旨也。

消渴证，医者喜用龟板、鳖甲、元参、枸杞子、天门冬、麦门冬、天花粉、五味子、生地黄、玉竹、女贞子、石斛、蛤蜊、牡蛎之类。开口便云戒用苦寒，急生津液，药品惟取中和，求效勿期旦夕。斯语也，近情近理，谁敢道其非者。而不知似是之言，最为误事。治病如治国，国中不患有真小人，惟患有伪君子也。盖彼既以津液为重，亦知津液本吾身之真水乎！水不自生，一由气化，一由火致。黄芪六一汤取气化为水之义也，崔氏肾气丸取火能致水之义也。

---

〔1〕张隐庵消渴论：原书各版本目录中此小字条目均缺“张隐庵”三字，但内文标题均有。

〔2〕程郊倩：名山旃，清代医学家，著有《伤寒论后条辨》十五卷。

〔3〕必假之焰釜薪而腾阳气：必借柴火之烈焰，使锅中之热气上腾。这里指温化中焦，使津液上承，而消渴可解。

七味白术散，方中有藿木之香燥，而《金匮翼》谓其香能生津。理中汤方中有干姜之辛热，而《侣山堂》谓其上升水液[1]，此理甚微，非浅学者所能解。若以滋润甘寒为生津养液，实所以涸精液之源，而速其死也。

〔1〕《侣山堂》：即《侣山堂类辨》二卷。

实　证

● 伤寒内外俱实证

邪气盛则实。所谓五实者，实于心则脉盛，实于肺则皮热，实于脾则腹胀，实于肾则前后不通，实于肝则瞀闷[1]。伤寒汗、吐、下诸法，皆所以攻其实也。若防风通圣散，两解表里之实，方法颇纯，可与仲景法互用。

内外俱实病诗

防风通圣力回天，谁道河间立法偏？表里实邪能两解，细参五实得真铨[2]。

● 阻塞清浊道

实病失治而死者多由阻塞，有清道浊道之分：阻塞清道者，法当救肺，吴人马元仪以瓜蒌[3]、紫菀、半夏、贝母、桔梗、枳壳、苏子、杏仁、橘红、甘草之属以开之；因循不治，则天气不入，谷气不出，清道不通而终矣。阻塞浊道者，法当救胃，歙人张心在以三承气汤[4]、四顺清凉饮、大柴胡之属以下之；因循不治，则腹满实坚，二便不出，浊道不通而终矣。

---

〔1〕瞀（mào 冒）闷：目眩眼花，烦闷紊乱。

〔2〕得真铨：指经过检验得到准确的解释。铨，衡，量，古代计算轻重的工具。《抱朴子》：“铨衡不平，则轻重错谬。”

〔3〕马元仪：清代医学家，著《证论精微》《马氏医案》等书。

〔4〕歙（shè 射）人：安徽歙县人。

阻塞清道诗

元仪救肺论超超，贝菀夏蒌力不饶，吴医以轻微渣滓之品，文其短拙，不特马元仪一人。借用还魂汤通气道，立看死证起崇朝〔1〕。

阻塞浊道诗

救胃传来理本幽，三承气汤四顺清凉饮大柴胡汤求，阳明气顺针机转，有脚阳春自我留。

●积聚证

积者，五脏所生，推之不移，属阴；聚者，六腑所成，推之则移，属阳；统以平胃散加萹蓄、大麦芽、川芎各等分，木香、沉香各三分之一，大黄酒浸倍用，为末，每服三钱，姜汤送下，忌油腻动气之物及房事一月。服药须黄昏，勿食晚饭，大小便见恶物为度。肝积在左胁下，名“肥气”，去苍术，加柴胡、鳖甲、青皮、莪术。肺积在右胁下，名“息贲”，加白豆蔻、桑白皮、贝母。心积起脐上至心下，大如臂，名“伏梁”，去苍术，加肉桂、黄连、石菖蒲、莪术。脾积在胃脘，腹大如盘、坚如石，名“痞气”，照原方不加减。惟肾积发于小腹，上奔冲心而痛，名“奔豚”，去苍术、大黄、陈皮、麦芽、萹蓄，加茯苓为君，肉桂、当归、吴茱萸、附子，以楝子、李根白皮为佐，研末，炼蜜为丸，淡盐汤送下。若虚弱之人，衰其半而止，或以补药佐之。其余热积加芩、连，寒积加姜、桂、附子，酒积加葛根，痰积加南星、半夏，水积加海藻、猪苓、泽泻，血积加桃仁、红花，肉积加阿魏、山查，果积加麝香、草果。

〔1〕起崇朝：喻病由危转安之迅速。起，起死回生。崇朝，指由黎明至早晨这段时间。

积聚诗

积聚病形各不同，黄大黄加平胃散按经五脏为积，六腑为聚，按各经加药攻，理中汤妙得中央运，执中央以运四旁。桂附麻辛大气充。理中汤加桂枝、附子、麻黄、细辛等药，令大气流行充满，则积聚不攻而自去。

● 癫、狂、痫证

癫者，痴呆之状，其人常静；狂者，躁妄不堪，其人常动。痫者，忽倒无知，口角流涎，或作五畜声，少顷即愈，作止有间断也。皆痰火为病。而痫证多由于胎中受惊，久伏而发。三证虚者宜磁朱丸，实者宜滚痰丸，而风引汤加黄丹亦效。此证主痰火，故列于实证。

癫狂痫诗

癫狂与痫本难医，痰火迷其神明四字规，风引汤为《金匮》法，磁朱丸缓步滚痰丸为急追法。

● 伤食证

伤食证必有胸闷、嗳腐、腹胀等证，宜以平胃散加麦芽、山查、神曲、莱菔子，炒紫研末消之。《千金》取其余类，烧作末，酒服方寸匕，便吐其宿食，即瘥。若初伤，食尚在膈，服此汤后，即以手探吐，或以瓜蒂散吐之。若伤之已久，肿满拒按，宜以三一承气汤下之。若无胸闷、嗳腐等证，但见头痛、恶寒、发热，是外感之证，切不可用消导之品，致外邪陷入，变证百出。伤寒不禁食，故用桂枝汤啜粥，是开章第一义，读仲景书自明。余见西北之人，多有非食而疑食者，曰某日曾食某物，或某肉，或某面，某日即病，医者因其所言，又见其胃口不开，必先治食。景岳云：“无病之人，谁有不食？岂必预为停食以待病至者，斯可信其无食乎？”凡一味胡猜，妄行剥削者，闻斯言而当知所返也。此证属内积，故列于实证。

经义《经》云：上部有脉，下部无脉，其人当吐，不吐者死，谓食塞于上，而脉绝于下也。何者？阳火之根，本于地下，阴水之源，出于天上。食塞于上，是绝五脏之源，源绝则水不下流。两尺脉绝，吐去上焦之物，而脉自通。如不能吐，则非食病，乃是根蒂之先拔，故死。

伤食诗

嗳腐吞酸腹不舒，食伤平胃散可消除，若还拒按宜大承气汤，慎勿因循只用神曲反致虚。徒用山查、麦芽之类，则所伤之物，未能自下，聚于胃中，如酿酒一般，则胃气日见其败伤。

● 伤酒证

伤酒病，呕逆心烦，胸胀不食，小便不利，方书用葛花解酲汤取微汗而愈[1]。《千金》云：大醉恐致烂肠，作汤着大器中渍之，冷复易之，酒自消，夏月亦佳。或绞茅根汁饮之，或捣生葛汁饮之，或粳米一升，水五升，煮烂，滤去滓饮之。《张氏医通》用五苓散去桂加黄柏、黄连、葛根，从膀胱以化之，法颇超。

伤酒诗

解酲汤治酒本从时，须识《千金》渍法奇，葛汁茅根粳米汁，五苓去桂各相宜。

● 久服地黄暴脱证

久服地黄暴脱证，当未脱时，其人起居如故，惟精神不旺，或微有咳嗽；

〔1〕解酲（chéng 呈）：解除酒病。《诗经》云：“忧心如酲。”

或腰膝无力；或偶然咳血，旋即自愈；或偶患肠红；或痔疮射出血线；或小便偶然变色，大便溏秘无常。此证尽可以弗药[1]。而过于保养者，每日延医满座。间有逢迎之辈[2]，自言有不寒不热，王道平补之法，遂与投机。以六味地黄丸、八仙长寿丸、七味地黄丸、大补元煎、人参养荣汤诸方为主，加入鹿角胶、阿胶、鹿茸、海参胶、淡菜胶、紫河车之类，兼服归脾汤、逍遥散，亦加地黄，服之良久，不见其益，亦不见其害。然满腔中俱是浊阴弥沦[3]，大犯《周易》“履霜坚冰至”之戒[4]。或偶因嗔怒，或偶近房室，或偶然宴饮，偶然劳动，未避风日，遂猝然无知，痰涎壅盛，吐、泻、大喘、大汗等证，与中风无异。医者归咎于前数端之自取，而不知前数端为生人不免之事，岂一疾遂若此之危！惟平日补水滋水，以致水邪滔天，一作不可救止。治之之法有三：一曰拨云见日，以大剂通脉四逆汤为加减；一曰急筑堤防，以大剂术附汤加姜汁半盏；一曰导流归海，即前二方重加茯苓；信服不疑，可救十中之二三。苏后再加人参，若即时用参，反不能回阳，识此勿误。此证因误补所致，故列于实证。

久服地黄暴脱诗

补水熟地、阿胶、淡菜肉、海参胶、龟板胶、女贞子、枸杞之类。酿成水巨灾，阴气弥布，不见天日。命痰水泛于上，漉漉有声为命痰。命汗水越于外，大汗不止为命汗。势难回，阳主生而阴主死，人当将死之顷，全是阴气用事，故现上二证。茯苓泄去群阴气，泄水抑阴，即是扶阳。姜附迎阳春又来。

---

〔1〕弗药：不用服药。弗，不。

〔2〕逢迎之辈：趋承病家的医者。

〔3〕浊阴弥沦：阴浊水邪弥漫。

〔4〕履霜坚冰至：喻寒上加寒，意同“雪上加霜”。

●室女经闭

室女经闭，发热食少，肌削多汗，用归脾汤加生鹿茸治之。治之不效，或反剧，宜从多汗一证而审其病源。盖经血内闭，止从皮毛间透出一路，以汗亦血也。宜用极苦之药，敛血内入，而下通于冲脉，先令汗止，自然热退经行。芦荟丸日进三服，一月后日进一服，甚效。此证因服补剂反剧，故列于实证。节录《寓意草》[1]。

室女经闭诗

经闭热羸食少时，须从多汗破其疑，血由汗泄冲源血海涸，苦敛方推芦荟奇。

●男女祟病

男女祟病，食减肌削，精神恍惚，睡时口流白沫，或战栗，绝而复苏。喻嘉言却邪汤，用犀角、羚羊角、龙齿、虎威骨、牡蛎、鹿角霜、人参、黄芪等药合末，另以羊肉半斤，煎取浓汁三盏，尽调其末，一次服立愈。盖以祟附于身，与人身之神气交持，亦逼处不安无隙可出[2]。故用诸多灵物之遗形，引以羊肉之膻，俾邪气转附骨肉，移从大便而出。仿上古移精变气，祝由遗事[3]，而充其义耳。此论主邪而言，故列于实证。节录《寓意草》。

祟病诗

脉无定准两手如出两人。面无常，面色忽赤忽黄。夜睡流涎鬼祟伤，喻氏却邪汤入妙，凿开荒径指津梁。

---

〔1〕《寓意草》：明末医学家喻嘉言著。

〔2〕逼处不安：侵迫纠缠不安。

〔3〕祝由：古代用祝祷或符咒禳病的一种治疗方法。

● 痧证

痧证者，病起于骤然，或气逆面青、肢冷、目暗，俗称迷砂是也。或腹中绞痛，俗称绞肠砂是也。张隐庵曰：身上有斑点如砂，或用麻刮之，则累累如朱砂，故名曰砂。此乃风寒湿邪或山岚瘴气，袭于肌表之间。皮者，肺之合；肌者，脾之合；肺主气而脾主腹。邪内干于肺，则气逆而面青肢冷；干于脾，则腹中绞痛。故浅者刮之，深者刺之，使邪气外泄，而痛可止。若甚而失于救刺，则邪干脏而气机不转，即不能救矣。近时名曰斑砂，宜刺百会出血，名为开暗门。暗门即斑疹，故以治暗之法治之。若非热甚发斑，又不必刺百会也。

孙男心典按：刺法以针刺手腕中、足委中及十指出血。刮法用手掌着热汤，重打手腕、足委中，至红紫，有大斑如痘大。俗本“砂”作“痧”。

痧证诗

风寒湿与瘴邪干，斑点如砂仔细看，浅则刮摩深刺血，救危慎勿等旁观。

虚　证

●伤寒五虚证

正气夺则虚。所谓五虚者，虚在心则脉细，虚在肺则皮寒，虚在肝则气少，虚在肾则泄利前后，虚在脾则饮食不入。

皮聚毛落则肺亏损，肉脱则脾亏损，脉萎则心亏损，筋骨惫则肝肾亏损，治之奈何？损其肝者，缓其中；损其心者，和其营卫；损其脾者，调其饮食，适其寒温；损其肺者，益其气；损其肾者，益其精；防其邪念，节其嗜欲，温之以气，养之以味，皆所以救亏损也。以《难经》为主，而参以各家格言，“温之以气”二句是总结上文之义，治虚劳证当以此为主。

伤寒用理中丸，所以补脾，调和阴阳之方也；附子汤所以补肾，扶坎中之阳也；炙甘草汤所以补经中之阴也。详“伤寒门”不赘。

理中丸汤诗

阴阳平补理中汤，参柔润多液、味苦甘。草味胜乎气。滋阴姜术阳，统主五虚五脏之虚。中中，脾胃也。布达，循环受气效难量。五脏六腑循环以受中气之益。

附子汤诗

坎卦先天始一阳，阳虚一昼之阳虚。渐致五虚殃，长沙附子汤须记，造化生机贮锦囊。

炙甘草汤诗

东方之气在于肝，肝木敷荣五气安，仲景遗来炙甘草汤，滋阴真谛已开端。

● 虚痨

虚痨证，痨字从火，未有痨证而不发热者也。医以苦寒为戒，谓滋阴一法，最为妥当，而不知此证多是阴盛为病，滋阴是增其病也。人皆曰阴虚则火动，吾则曰阴盛则火动。何以言之？心肺在上，阳之位也；胸中之阳宣布，如日月一出，爝火无光[1]，何有发热之病？惟下焦阴盛，无不上干阳位。足太阴脾之湿气，动而为水饮，即上干于手太阴肺，而为咳嗽不已。足少阴肾之寒气，动而为阴血，即上干手少阴心，而为吐血不休。虚痨以咳嗽、吐血二证为提纲，非阴盛所致而何？且心肺之位，如太空也，下焦之阴气上冲，阴霾散布，白昼亦如长夜，不独灯烛之火有光，即腐草萤虫俱能生光，岂非阴盛火动之一证乎？况人身中有龙雷之火[2]，非诸经之火所可比。然必阴云四合，而龙雷方得遂其升腾之势，而烈日当空，龙雷潜伏矣。大法以小建中汤加黄芪为主，热甚汗多、心悸者，二加龙骨汤；吐血不已者，理中汤、甘草干姜汤；气短小水少者，桂附八味丸、桂苓甘术汤；发热咳嗽者，小柴胡汤去人参、姜枣，加干姜、五味；咳嗽恶寒者，小青龙汤加紫菀、茯苓、阿胶。宜溯其源而治之，总以温脾为上乘之法，非笔楮所可尽也。

虚劳以小建中汤为第一方，时医未解，而多诋之。兹得张心在之论甚妙。心在云："肺损之病，多由五志生火，销灼金脏，咳嗽发热，渐至气喘侧眠，消瘦羸瘠，虚证交集，咽痛失音而不起矣。""壮水之主，以制阳光"，王冰成法，于理则通，而多不效，其故何哉？窃尝观于炉中之火而得之。炊饮

〔1〕爝（jué 爵）火无光：这里指太阳之光宣散四布，火炬则相对无光。《庄子》："日月出矣，而爝火不熄，其于光也，不亦难乎！"爝火，小火把。

〔2〕龙雷之火：无根之火，来源于肾。肾阳不足、阴邪弥漫时则龙雷上腾，必须壮肾阳而二火得以潜藏于下。

者，始用武火，将热则掩之以灰，饭徐透而不焦黑。则知以灰养火，得火之用，而无火之害，断断如也。五志之火内燃，温脾之土以养之，而焰自息，方用小建中汤，虚甚加黄芪，火得所养而不燃，金自清肃，又况饴糖为君，治嗽妙品，且能补土以生金。肺损虽难着手，不患其不可治也。然不独治肺，五痨七伤皆可以通治[1]。

经义《上古天真论》曰："今时之人，以酒为浆，以妄为常，醉以入房，以欲竭其精，以耗散其真，不知持满[2]，不时御神[3]，务快其心，逆于生乐，起居无节，故半百而衰也"。《阴阳应象大论》曰："年四十而阴气自半也，起居衰矣[4]。"《宣明五气篇》曰："久视伤血，久卧伤气，久坐伤肉，久立伤骨，久行伤筋。"《评热病论》曰："邪之所凑，其气必虚，阴虚者，阳必凑之。"《本神篇》曰："五脏主藏精者也，不可伤，伤则失守而阴虚，阴虚则无气，无气则死矣。"《经脉别论》曰："勇者气行则已，怯者则着而为病[5]。"《口问篇》曰："邪之所在，皆为不足。故上气不足，脑为之不满，耳为之苦鸣，头为之苦倾，目为之眩。中气不足，溲便为之变，肠为之苦鸣。下气不足，则乃为痿厥心悗。"《逆调论》曰："荣气虚则不仁，

〔1〕五痨七伤：痨原作"劳"，作者改为"痨"。《证治要诀》："五劳，五脏之劳也。"《素问·宣明五气篇》："久视伤血，久卧伤气，久坐伤肉，久立伤骨，久行伤筋，是谓五劳所伤。"七伤，《诸病源候论·虚劳候》提出大饱伤脾，怒气伤肝，强力举重、久坐湿地伤肾，形寒、寒饮伤肺，忧愁思虑伤心，风暑、寒暑伤形，大恐不节伤志等七种劳伤。

〔2〕不知持满：不知道谨慎持重地保护天真之气。

〔3〕不时御神：随便妄用自己的精神，随心所欲。

〔4〕年四十而阴气自半也，起居衰矣：男子八八天癸竭，五八（四十岁）是阴之一半，所以就出现起居衰弱了。

〔5〕勇者气行则已，怯者则着而为病：勇者的正气充足，虽当时气逆，但逆气一过，则正气立即恢复正常；怯者的正气不足，气逆则留着为病。

卫气虚则不用，荣卫俱虚则不仁且不用，肉如故也，人身与志不相有曰死。”《海论》曰：“气海有余者，气满胸中，悗息面赤；气海不足，则气少不足以言。血海有余，则常想其身大，怫然不知其所病；血海不足，亦常想其身小，狭然不知其所病。水谷之海有余，则腹满；水谷之海不足，则饥不受谷食。髓海有余，则轻劲多力，自过其度；髓海不足则脑转耳鸣，胫酸眩冒，目无所见，懈怠安卧。”《卫气篇》曰：“下虚则厥，上虚则眩。”《脉解篇》曰：“内夺而厥，则为喑痱[1]，此肾虚也。”《决气篇》曰：“精脱者耳聋，气脱者目不明。津脱者腠理开，汗大泄。液脱者，骨属屈伸不利，色夭、脑少、髓消、胫酸、耳数鸣。血脱者，色白夭然不泽，其脉空虚，此其候也。”

虚劳诗

虚劳统治小建中汤加黄芪，火炽二加龙骨汤医；吐血理中汤姜草甘草干姜汤妙，喘生肾气丸桂甘苓桂术甘汤奇；小青龙能导水寒痰治，小柴胡汤最疏肝热嗽施；千古滋阴都误解，金元诸医，以血为阴；立斋、景岳以肾为阴；所用如地黄、当归、白芍、黄柏、枸杞、龟板之类毕其能事。时医叶天士增入海参胶、淡菜、燕窝胶，更为离经。如此滋阴，久服无不归阴。太阴脾土要扶持。血虽为阴，取汁必在中焦；肾虽为阴，而精生于谷；故圣人名太阴为诸阴之母。

【按语】“虚痨”，原为“虚劳”，即“虚损劳伤”，或称“虚损”。包括现代医学多种慢性或消耗性疾病。陈氏在《医学三字经》《时方妙用》中对于虚劳症状的描述显然并非泛指广义的“虚劳”，而仅指“痨瘵”而言，即今日之结核病。

---

〔1〕喑痱：这里解释为声不能言，臂不能举，为“中风”的临床表现。喑，声哑。《后汉书·袁闳传》：“喑不能言。”痱，风病。《诸病源候论》：“一臂不随者风痱也。”

●怔忡

怔忡者，心下跳动不安，即惊有触而动曰惊。悸不触而动曰悸。之类也。健忘之治法不同。皆肾水虚而不能上升，以致心火不能下降之病。宜大剂归脾汤去木香，加麦冬、五味子、枸杞，吞都气丸。如挟心包一种有余之火兼痰者，加贝母、黄连、生地以清之。又有水气凌心，轻则用小半夏汤，倍加茯苓以泄之；重则用桂枝、茯苓、大枣、甘草汤以安之；再重则用真武汤以镇之。若奔豚以桂枝汤加桂主之。《金匮》有奔豚汤甚妙，若小麦、生龙骨、生牡蛎，皆可加入。此条多引高鼓峰。

怔忡诗

心肾不交病怔忡，归脾汤都气丸两方通，有余痰火加连贝，水气奔豚另法攻。

●痿证

痿者，两足痿弱不能行也，痿而不痛。宜独取阳明。阳明为五脏六腑之海，主润宗筋。宗筋主束骨而利机关。若阳明虚，不能受水谷之气而布化，则五脏无所禀，宗筋无所养，而痿躄作矣。宜虎潜丸主之，或以淫羊藿剪去刺一两，天门冬五钱，紫菀三钱，苍术二钱，黄柏一钱，水煎服。本方意义非熟于《神农本草经》者，不可与语也。此证为胃虚不足，故列于虚证。

痿证诗

《内经》治痿取阳明，专主宗筋关节行，古有虎潜丸守服，淫羊术柏佐功成。

● 遗精

遗精宜分有梦无梦。有梦而遗为相火之炽，宜封髓丹；无梦而遗为心肾之虚，宜白术八两，莲须、菟丝子、五味子各四两，蜜丸，间服二加龙骨汤。然肝主疏泄，宜兼治肝，用温胆汤加人参、茯神、枣仁、莲须主之。精之蓄泄，皆听命于心，宜兼治心，用四君子汤加远志、龙骨、生牡蛎、莲须主之。如久泄不愈，必用附子以司北门之锁钥[1]，时医未之知也。此证为肾脏之病，故列于虚证。

经解《上古天真论》曰："肾者主水，受五脏六腑之精藏之，故五脏盛乃能泻。"《经脉篇》曰："人始生，先成精，精成而脑髓生。"《六节气象论》曰："心者生之本，神之变也。肾者主蛰封藏之本，精之处也。"

长孙男心典按：此言五脏和而精足，自无梦遗、自遗之患。及夫妇交媾而泻之，则有子，故称之曰"能"。盖精虽藏之于肾，而阳之动与不动，精之泄与不泄，无非听命于心，推之"恐伤肾"而亦通于心。凡阳事不壮之人，临事时若存一"恐"不能举之心，即偶动而随痿矣。

遗精诗

有梦而遗封髓丹，若还无梦术莲飧。肝司疏泄邪休扰，心主纲维令必端。温胆汤加茯神清得法，四君子汤加远志补斯安。病如日久须加附子，锁钥权归于肾岂是以热去寒？

〔1〕北门之锁钥：指附子为温肾阳、去水邪之锁钥，开北门之工具。北门，北之方位属水。锁钥，王安石诗："放钥严扃启。"

● 遗溺

遗溺者，小便不禁是也，主肾虚。余每用附子、人参各三钱，山萸肉一两，或加益智仁二钱，水煮，入盐少许服，多效。亦有脾肺气虚，不能约束水道，《金匮》所谓“上虚不能制下者也”，宜补中益气汤之类加减治之。巢氏谓：“人睡中尿出者，是其素禀阴气偏盛，阳气偏虚，膀胱与肾气俱冷。而夜卧阳虚衰伏，不能制阴，阴气独盛，则小便多，而或不禁遗尿。治宜雄鸡肝、桂心二味等分，捣为丸，如小豆大，日三服。”

经义《宣明五气篇》曰：“膀胱不利为癃，不约为遗溺。”《骨空论》曰：“督脉为病，癃痔遗溺。”《痹论》曰：“淫气遗溺，痹聚在肾。”《厥气论》曰：“心移热于肺，肺消。肺消者，饮一溲二，死不治。”《脉要精微论》曰：“仓廪不藏者，是门户不要也。水泉不止者，是膀胱不藏也。得守者生，失守者死。”《本输篇》曰：“三焦者，是足少阴太阳之所将，实则闭癃，虚则遗溺。”

遗溺诗

遗溺肾元虚且寒，好将肉桂配鸡肝，补中益气汤上焦治，参附山萸自下安。

● 房劳伤寒

房劳伤寒，惟脉细欲绝、四肢厥冷、腹痛吐泻者为阴证，以通脉四逆汤治之。若非阴寒证，误用立死。大抵此证属热者十之八九，孙真人用青竹皮一升，煮汤治之。若烦不得卧，宜黄连鸡子黄汤救之。汪苓友云[1]：“肾主藏精，凡人入房过度，则精多所遗。所遗之精，皆为水而属阴。况其作强

〔1〕汪苓友：名琥，清代医学家，著有《伤寒论辨证广注》《养生君主论》等书。

之时，心火先炽，火炽则水流，水愈流则火愈炽。五内焦热，外复感冒而病邪热，两热相炎，肾水必枯。其人发烦躁而舌黑生芒，则就死矣。”喻嘉言《寓意草》，徐灵胎《医论》俱同。此证因肾虚而得，故列虚证。

房劳伤寒诗

房劳鼓荡泄阴精，精泄阴虚火证生，四逆汤证辛温当慎用，竹皮汤鸡子黄连鸡子黄汤古前盟。《内经》云：此先师歃血而盟之者，言禁方不传，一恐泄造化之机，一恐人轻其道。

盛一条　衰一条

● 素禀盛

素禀之盛，由于先天。其脉必长，其人喜劳而恶逸，喜凉而恶热。伤寒及一切杂病，汗、吐、下可以尽量而施，所谓去痰莫如尽是也。间或补温，不过偶用而已。然素盛之人，外邪难入，而亦难出，不可不知。防风通圣散表里俱病者宜之，即邪气初伤，未入于里，亦以此方通其里，而表自解，绝无禁忌。可知素禀有余者别有治法也。大抵素禀之盛，从无所苦，惟是湿痰颇多，以一味蒸制苍术常服，即是却病延年之剂。又二陈汤加减最宜，火盛者，吞乾坤得一丸。

素盛服药诗

素盛人丰有湿痰，九蒸苍术向君谈，防风通圣散疗诸病，更奉二陈汤作指南。

● 素禀衰

素禀之衰，亦由于先天。其脉多短，其人贪逸而恶劳，喜暖而恶凉。伤寒及一切杂病，汗、吐、下斟酌用之，即解肌、消导、寒润等剂，亦须照顾元气，病势一退，即宜温补。然素衰之人，外邪易入而亦易出，得轻宣则解，或啜热粥亦解。若当服补养之品，以人参养荣汤、归脾汤、还少丹为良法。若小便微短者，可审其寒温，而用六、八味丸。又富贵之家，无病时亦喜服丸药，其实非法也，然亦不可无以应之。兹得张心在十味补心汤、散、丸、饮、膏，随人所欲，亦为切用之剂。

素衰服药诗

素禀衰兮补养先，归脾汤还少丹养荣汤煎，补心汤散丸膏妙，肾气六味丸地黄丸效补天。寻常服食，余极夸其效，若大病时用之则误矣。

卷五

表证诸方

●伤寒

桂枝汤 治伤风自汗、头痛项强、发热恶寒等证。凡《伤寒论》《金匮》《千金》《外台》《圣济方》俱改为小剂，以便时用，下仿此。

桂枝 白芍 生姜各三钱 炙甘草二钱 大枣四枚

水煎服，啜热粥，覆取微汗，未汗再服，一日夜可三服。此方姜、桂、甘草、大枣之辛甘以补阳，芍药、大枣、甘草之苦甘以补阴，是补剂非汗剂也。妙在服后，温覆啜粥，取谷气胜邪以为汗，则汗不受伤，绝无变证之患。无论四时、南北、老幼、强弱，皆可服之。

麻黄汤 治伤寒中风发热、恶寒、头痛、身疼痛、项强、无汗而喘等证。

麻黄去根节，三钱 桂枝二钱 炙草一钱 杏仁二十四粒

水三杯，先煮麻黄至二杯，去沫，入诸药同煮至八分，温服，覆取微汗，不啜粥，未汗再服，一日夜可三服。此方麻杏从表以发表；桂甘从肌以达表；不啜粥者，恐其逗留麻黄之性，发汗太过也。

升麻葛根汤钱仲阳[1]　治阳明伤寒中风，头疼、身痛、发热、恶寒、无汗、口渴、目痛、鼻干、不得卧，及阳明发斑，欲出不出，寒暄不时[2]，人多疫疾。

升麻三钱　葛根　白芍各二钱　炙草一钱

加姜煎。

愚以此方葛根可用三四钱，升麻止用一钱许，如川芎、白芷、紫苏、黄芩、石膏之类俱可加入。

此方非《伤寒论》阳明证之正方也。但就表证而论，阳明以肌肉为表，与太阳不同，故取葛根以清肌肉之热为君，亦不啜粥者，恐胃得补而增热也。

按：阳明证，《内经》以身热、目疼、鼻干、不得卧为提纲，仲景以胃家实为提纲。前圣后圣，立说不同，或从宋人用升麻葛根汤，是宗《内经》经气之传以为治也。但葛根非阳明正药，以其宣肌络、除大热，取阳明主肌肉而蒸蒸发热之义也。《伤寒论》入手，有用桂枝汤、麻黄汤法，却无用葛根法，而传为白虎证，以及承气证，古人之治法一辙也。

小柴胡汤方见下　治少阳病、胁痛、目眩、耳聋、口苦、寒热往来、呕吐等证。此方《伤寒论》以太阳病邪气欲从少阳而出，取之以助枢转也。然正少阳证，亦不外此方，盖以少阳主枢，柴胡为转枢之神品，切勿以发汗诬之。

按：头为诸阳之会，伤寒中风阳证，必有头痛。《经》云，太阳之脉，其直者从巅入络脑，还出别下项，循肩髆由夹脊[3]，抵腰中，故太阳头痛，脑痛而连项脊也。阳明之脉，起于鼻，络于目，交额中；故阳明头痛，额痛而连面目也。少阳之脉，起于目锐眦，上抵头角，下耳后；其支者，从耳后，

〔1〕钱仲阳：名乙，宋代医学家，著《小儿药证直诀》《钱氏小儿方论》等书。
〔2〕寒暄不时：即冷热不时常注意。
〔3〕肩髆（bó 博）：即肩胛，肩膀。髆，同“膊”。

入耳中，出走耳前；故少阳头痛，耳前后痛，上连头角也。

感冒

加味香苏饮　治四时感冒风寒。

紫苏叶三钱　香附三钱，研　陈皮　川芎　蔓荆子　防风　秦艽　荆芥各一钱五分　甘草一钱

加生姜五片，葱白五根，水二杯半，煎八分温服，覆取微汗。如伤风自汗，去葱白、荆芥，加大枣二枚，一日夜作两服。此方代桂枝汤、麻黄汤，时人喜其平稳。

疟疾

二陈汤见下痰饮　**平胃散**见伤食

小柴胡汤　治胁痛、口苦、耳聋、咽干、头痛在侧、呕逆、寒热往来等证。

柴胡四钱　人参　黄芩　生姜　炙草各一钱五分　大枣二枚　半夏洗，二钱五分

水四杯，煎一杯半，去渣，再煎至八分，温服，日夜作三服。

六君子汤　治脾虚痰盛，为温补之良药。

人参　白术　茯苓　半夏各二钱　陈皮　炙草各一钱　生姜三片　枣二枚

水煎温服。

补中益气汤

黄芪二钱，蜜炙　人参　白术　当归　陈皮　甘草各一钱　川升麻　柴胡各二分

加姜三片、枣二枚水煎。

肾气丸见下痰饮

●瘟疫

加味香苏饮见上感冒

人参败毒散 治瘟疫及四时感冒，并治噤口恶痢。

人参 柴胡 前胡 羌活 独活 川芎 茯苓 桔梗 枳壳各一钱五分 甘草八分

加生姜三片，水煎服。若体壮者，止用加味香苏饮，去蔓荆子，加玉竹三五钱。

藿香正气散 治外受邪气，内停饮食，头痛发热，或霍乱吐泻，或时行疟疾。

藿香 白芷 大腹皮 紫苏 茯苓各一钱五分 陈皮 半夏 厚朴 桔梗 甘草各一钱

加姜枣，水煎服。

白虎汤 治大热大渴，自汗之证。

石膏生研，八钱 知母三钱 甘草一钱 粳米四钱

水煎服。加人参一钱五分，名曰人参白虎汤，日夜作三服。

三一承气汤 治一切里实之证。

大黄 芒硝 厚朴 枳实各二钱 甘草三钱

水煎后，入芒硝，不如三承气择用为当。

防风通圣散见中风 **六味汤**见厥证 **四物汤**见妇人

●阴虚盗汗证

当归六黄汤 治阴虚发热盗汗。

当归 生地 熟地 黄芩 黄连 黄柏 甘草各一钱五分 炙黄芪三钱

水煎服。

参附汤　治肾虚不足、自汗等证。

人参一两　附子五钱

水煎服。

芪附汤　治卫阳虚而自汗，即前方以炙黄芪一两易人参。

术附汤　治脾阳虚而挟湿自汗，即前方以白术一两易人参。

●盗汗自汗

自汗者，汗自出，属阳虚，宜玉屏风散加牡蛎、浮小麦之类以实表补阳；盗汗者，身睡而汗出，醒而汗收，属阴虚，宜当归六黄汤以补阴清火。然阴阳有互根之理，有阳虚而治其阴者，阴虚而治其阳者，不可不知。又汗为心液，宜补其心，以人参养荣汤主之。液主于肾，宜补其肾，以左、右归饮，六、八味丸主之。总之，汗以元气为枢机，苟大汗身冷，必以六味回阳饮，人参加至两许，方可挽回。伤寒误发其汗，上焦津液干枯，必引肾水上泛外溢，如水涌出，名曰亡阳，必以真武汤救之，盖以此汤茯苓为镇水，佐附子以回阳也。

●汗出不治证

汗出而喘，汗出而脉脱，汗出而身痛，汗出发润至巅，汗出如油，汗出如珠，凡见此类，皆不得妄药。

脉息：宜阴脉，若渐缓者吉；忌阳脉，兼短、涩、促、结、代、散、革者难治。

玉屏风散

白术炒，三钱　黄芪炙，二钱　防风五分

水煎服。

愚按：宜以黄芪为君，可加至五七钱。

莲枣麦豆汤《种福堂》[1] 治盗汗方。

莲子 黑枣各七个 浮麦 马料豆各一合

用水一大碗，煎八分，服三剂。

黄芪豆汤 黄芪 马料豆各等分 二味同煎，服半月余。

六味回阳饮 治阴阳俱脱，汗出不止。

熟地四五钱或一两 当归二三钱 干姜炮，一二钱 附子二三四五钱 人参二三钱至一两 炙草一二三钱

水煎服。

按：汗出亡阳者，以茯苓换当归，再加乌梅二枚。

外治法 用五倍子研末，口水为丸，贴脐中。男用女津，女用男津。外以膏药封之，不走气，隔宿即止。又以龙骨牡蛎煅研为末，包稀布内，擦汗，粉自出，以实毛窍。

●黄汗备方

仲景《伤寒论》“师曰：‘黄汗为病，身体肿发热，出汗而渴，状如风水，汗沾衣，色正黄，如柏汁，脉自沉也。’问曰：‘从何得之？’师曰：‘以汗出，水入汗孔，水从外入而得之，宜黄芪芍药桂心酒汤主之。’”

黄芪五两 芍药三两 桂心三两

上三味切细，以苦酒一升，水七升和煮，取三升，去渣温服一升，正当心烦也。至六七日，稍稍自除，其心烦不止者，以苦酒阻故也。一方用美清醯代酒，忌生葱。

又凡黄汗之病，两胫自冷，假令发热，此属历节，食已则汗出。又身常夜卧盗汗出者，此劳气也。若汗出即发热者，久久身必甲错也；发热不

〔1〕《种福堂》：即《种福堂公选良方》。清代叶桂原著。

止者，必生恶疮也。若身重汗出已，辄轻者，久久必身瞤，瞤则胸中痛。又从腰以上必汗出，下无汗，腰髋弛痛，如虫在皮中，状剧者，不能食；身疼重烦躁，小便不利者，名曰黄汗，桂枝汤加芪主之。

桂枝　芍药　炙草　生姜各三两　黄芪五两　大枣十二枚

水煎。

疗黄疸身肿、发热、汗出而渴，状如风水，汗出着衣皆黄，黄汗吴蓝汤方。

吴蓝　白芍　麦冬　桑白　防己　蘗皮　栀子各六分

水煎。

● 中风证

小续命汤　通治六经中风，喎斜不遂，语言蹇涩，及刚柔二痉。

防风一钱二分　桂枝　麻黄　人参　白芍　川芎　黄芩　防己　杏仁　炙草各八分　附子四分，炮

加生姜三片，枣二枚，水煎服。

防风通圣散　治中风，伤寒疮疡，及一切表里俱实之证。

酒大黄　芒硝　防风　荆芥　麻黄　栀子　白芍　连翘　川芎　当归　薄荷　白术各五分　桔梗　石膏　黄芩各一钱　甘草二钱　滑石三钱

加葱姜煎，日可两服，夜可一服。

吴鹤皋曰[1]：防风、麻黄，解表药也，风热之在皮肤者，得之由汗而泄。荆芥、薄荷，清上药也，风热之在巅顶者，得之由鼻而泄。大黄、芒硝，通利药也，风热之在肠胃者，得之由后而泄。滑石、栀子，水道药也，风热之

〔1〕吴鹤皋：名崐，明代医学家。著有《医方考》六卷、《针方六集》六卷、《黄帝内经素问注》等书。

在决渎者，得之由溺而泄。风淫于膈，肺胃受邪，石膏、桔梗，清肺胃也。而连翘、黄芩，又所以祛诸经之游火。风之为患，肝木主之，川芎、归、芍，和肝血也。而甘草、白术，所以和胃气而健脾。刘守真氏长于治火[1]，此方之旨，详且悉哉。

歌曰：防风通圣大黄硝，荆芥麻黄栀芍翘，甘桔芎归膏滑石，薄荷芩术力偏饶。

驱风至宝丹 治风中经络脏腑，及一切危证。

天麻 人参 熟地 羌活 桔梗 石膏 独活 黄芩各一两 薄荷 大黄酒浸 芒硝 黄柏 荆芥 麻黄 栀子 细辛 连翘 黄连 全蝎各五钱 川芎三两半 白术一两半 白芍 当归 防风各二两半 甘草二两 滑石三两

上二十六味，共为末，炼蜜丸，弹子大，每服一丸或二丸，细嚼，茶酒任下，临卧服。

侯氏黑散 治大风四肢烦重，心中恶寒不足者。《外台》用治风颠。

菊花四十分 白术 防风各十分 桔梗八分 黄芩五分 细辛 干姜 人参 茯苓 当归 川芎 牡蛎 矾石 桂枝各三分

上十四味，杵为散，酒服方寸匕，日一服。初服二十日，温酒调服，禁一切鱼、肉、大蒜，常宜冷食，六十日止，即药积腹中不下也，热食即下矣，冷食自能助药力。方用参、苓、归、芎，补其气血为君；菊花、白术、牡蛎，养其肝、脾、肾为臣；而加防风、桂枝，以行痹着之气；然风以寒为帅，先以细辛、干姜驱其助虐之寒；火乘风而发，又以黄芩、桔梗，疏其怫郁之热；矾石所至，除湿解毒，收涩心气；酒力运行周身为使，庶旧风尽出，

〔1〕刘守真：名完素，河间人，金元时代医学家。著有《素问玄机原病式》《宣明论方》《伤寒直格》等书。

新风不受，且必为散。酒服至六十日止，又常冷食，使药积腹中不下，盖邪渐侵心，不恶热而恶寒，其由阴寒可知。若胸中之阳不治，风必不出，故先以药填塞胸中之空窍，壮其中气，而邪不内入，势必外消，此即《内经》所谓：塞其空窍，是为良工之理。若专治其表里，风邪非不外出，而重门洞开，出而复入，势将莫御耳！

地黄饮子 治足痱不能行，舌喑不能言，此少阴气厥不至，名喑痱。

肉桂 附子 肉苁蓉 茯苓 熟地 麦冬 五味子 远志 菖蒲 石斛 山萸肉 巴戟肉各五分 薄荷叶二分

水二杯，煎八分服。

诸药皆质重性沉，以镇逆上之火，然火由风发，则无形而行速，故用轻清之薄荷为引导；又微煎数沸，不令诸药尽出重浊之味，俾轻清走于阳分以散风，重浊走于阴分以镇逆，制方煮法之妙如此。

参附汤见盗汗

三因白散 治中风不省人事，痰涎如涌，真起死回生之神方也，气喘痰多用之甚效。

滑石四钱 半夏三钱 生附子三钱

共研末，生姜四片，白蜜五钱，水一杯半，煎八分，温服。寒化证，脉微或脉脱，四肢逆冷痰盛者，用此方。或脉数、手足温，为热化证，宜风引汤、竹叶石膏汤之类。

白虎汤见伤寒 **竹叶石膏汤**见火证

黄连阿胶汤 治少阴病得之二三日以上，心中烦、不得卧者主之。少阴中风，借用此方。

黄连四钱 黄芩一钱 芍药二钱 阿胶三钱 鸡子黄二只，打匀，取三分之一

上五味，以水二杯，先煮三物取一杯，去渣，纳胶烊尽，少冷，纳鸡子黄，搅令相得，温服，日三服。此为少阴热化之证，方中用黄连、黄芩之苦寒以

折之，芍药之苦平以降之，又以鸡子黄补离中之气，阿胶补坎中之精，俾气血有情之物，交媾其水火，斯心烦止而得卧矣，此回天手段。

苏合香丸　至宝丹驰名药，肆中发兑方，不必载。

顺气散

人参　白术　茯苓　陈皮　青皮　乌药　白芷各一两　甘草五钱

上㕮咀[1]，每服三钱，水一杯，煎七分温服。

匀气散

白术　乌药　人参　天麻各一钱　沉香　青皮　白芷　木瓜　紫苏　甘草各五分

上锉作一贴，姜三片，水煎服。

涤痰汤

南星制　半夏泡七次　枳实麸炒　茯苓各二钱　橘络一钱五分　石菖蒲　人参各一钱　竹茹七分

加生姜五片，水一杯半，煎八分，食后服。

竹沥汤　治热风心中烦闷，言语蹇涩。

竹沥　荆沥各五分　生姜汁三合

上三味相和，温服三合，以酒调服良。一方竹沥、荆沥、梨汁各二合，陈酱汁半合，相合，微煎一二沸，滤清，细细灌入口中，治中风不语、昏沉不识人。一方竹沥五合，人乳汁三合，三年陈酱汁半合，三味相和，分三服治热风、舌强不得语、心神烦闷。一方竹沥二升，生葛汁一升，生姜汁三合，三味相和，温分三服，日夜各一服。刘、朱、李三子发挥之外[2]，后人又

---

〔1〕㕮咀（fǔ jǔ　府举）：语出《灵枢·寿夭刚柔》。古代用牙齿把生药咬碎，便于煎服，后人改用金属切捣碎末，但仍沿用㕮咀名称。

〔2〕刘、朱、李三子：指刘河间、朱丹溪、李东垣三位医学家。

增恶中、食中、寒中、暑中四证。孙男心典按：食中者，过饱食填太阴，上下之气不通而厥，以平胃散加减煎服，或探吐之，或以备急丸灌之。

风引汤　治大人中风牵引，小儿惊风瘈疭，并治癫、狂、痫。

大黄四两　干姜一两　龙骨四两　桂枝三两　甘草二两　牡蛎四两　寒水石　赤石脂　白石脂　滑石　紫石英　石膏各六两

上十二味，杵麄筛[1]，以苇囊盛之，取三指撮井花水三升，煮三沸，温服一升。约每服一两半。

风邪内并，则火热内生，五脏亢甚，迸归入心，故以桂、甘、龙、牡，通阳气、安心肾为君。然厥阴风木，与少阳相火同居，火发必风生，风生必挟木势侮其脾土，故脾气不行，聚液成痰，流注四末，因成瘫痪，故用大黄以荡涤风火湿热之邪为臣、随用干姜之止而不行者以补之，为反佐。又取滑石、石膏清金以伐其木，赤白石脂厚土以除其湿，寒水石以助肾水之阴，紫石英以补心神之虚为使。故大人小儿风引惊痫皆主之。何后世以为石药过多而不用，反用脑、麝以散真气，花蛇以增恶毒耶？

白矾散　治急中风，口闭涎上，欲垂死者。

白矾二两，生　生姜一两，连皮捣，水二升，煎取一升，二合

上二味，合研，滤分三服，旋旋灌之，须臾吐出痰毒，眼开风退，方可服诸汤散救治。若气衰力弱，不宜吐之。

急救稀涎散　治中风涎潮、口噤、气闭不通。

猪牙皂角四挺肥实不蛀者，去黑皮　晋矾一两，光明

上为细末和匀，轻者半钱，重者一钱匕，温水调灌下，不大呕吐，但

〔1〕麄（lù 路）筛：用竹编造的器具，借以筛选物质粗细。

微微冷涎出一、二升，便得醒，次缓缓调治，大服亦恐过伤人。孙兆方[1]。

三化汤 河间云：中风外有六经之形证，先以加减续命汤，随证汗之；内有便溺之阻隔，复以三化汤下之。

厚朴 枳实 大黄 羌活各等分

上锉如麻豆大，每服三两，水三升，煎至一升半，终日服之，以微利为度。《经》云："脾胃太过，则令人四肢不举。"又曰："土太过则敦阜。阜，高也；敦，厚也；既厚而又高，则令除去。此真高粱之疾，非肾经虚之候也。"何以明之？《经》云："三阴三阳，发病为偏枯痿易。"王注云："三阴不足，则发偏枯；三阳有余，则为痿易；易为变易常用，而痿弱无力也。"其治宜三化汤，泻令气弱，阳衰土平而愈，若脾虚则四肢亦不用也。《经》云："土不及则卑监。卑者，下也；监者，陷也，坑也。""四肢皆禀气于胃，而不得至经，必因于脾，乃得禀也，今脾不能为胃行其津液，四肢不得禀水谷气，日以益衰，脉道不利，筋骨肌肉，皆无气以生，故不用焉。"其治则宜十全散、加减四物，去邪留正也。

肘后紫方《外备》 疗中风脊强，身痉如弓。

鸡屎二升 大豆一升 防风三两

水二升，先煮防风，取三合汁；豆、鸡矢二味，熬令黄赤色，用酒二升淋之，去滓；然后入防风汁和，分再服，相去如人行六七里，覆取微汗，避风。

华佗愈风散 治妇人产后中风、口噤、手足瘈疭、角弓反张，或产后血晕、不省人事、四肢强直等证。

---

〔1〕孙兆：宋代医学家。对《京本校正注释音文黄帝内经素问灵枢集注》十五卷、《素问入式运气论奥》一卷、《图括定局》一卷、隋代全元起训解、唐代王冰注本及宋代林亿等校正本进行改误。

荆芥微炒为末

每服三钱，豆淋酒调服，或童子小便服之。口禁则抉齿灌下，药下如神。王贶《指迷方》[1]，加当归等分，水煎服。按：男子中风亦用之。

豆淋酒法

黑豆二升，熬令声绝，酒二升，纳铛中急搅[2]，以绢滤取清汁送药，或专用此汁顿服取汗。

续命煮散《外备》　复荣卫，却风邪。

桂枝七分　白芍　甘草　防风　独活　人参　生地　当归　川芎　荆芥穗　细辛　远志　葛根　半夏各五分

上锉作一贴，入姜三片，水煎服。

五积散　治感冒寒邪，外而皮毛经络，内而脏腑，上而头顶，下而腰脚，无有不治，及痢后鹤膝风。

当归　麻黄　苍术　陈皮各一钱　干姜　白芍　枳壳各八分　半夏　白芷各七分　桔梗　炙草　茯苓　人参一本无此味　肉桂各五分　川芎四分

加生姜三片，葱白二根。

歌曰：局方五积散神奇，归芍参芎用更奇，桔芷夏苓姜桂草，麻苍枳壳与陈皮。

● 痹证

二陈汤见下痰饮

黄芪五物汤　治血痹，并治一切痹证之属虚者。

黄芪　桂枝　白芍各三钱　大枣四枚　生姜四两

---

〔1〕王贶（kuàng 况）：名子亨，宋代医学家，著有《全生指迷方》四卷。

〔2〕纳铛（chēng 撑）中：纳入铁锅中。

水煎服。

外治法筋骨之病，总在躯壳，古人多用外治。

《灵枢》治之以马矢膏[1]，其急者，以白酒和桂涂；其缓者，以桑钩钩之（即以生桑炭置之坎中，高下以坐等）。以膏熨急颊，且饮美酒，啖美炙肉[2]，不饮酒者，自强也，为之三拊而已[3]。

《灵枢》用纯酒二十升，蜀椒一升，干姜一斤，桂心一斤，凡四种，皆㕮咀，渍酒中，用绵絮一斤、细白布四丈，并纳酒中，置酒马矢煴中[4]，盖封涂，勿使泄，五日五夜，出布绵絮曝干之，干后复渍，以尽其汁，每渍必晬其日乃出[5]，干并用滓，以绵絮复布为复巾，长六七尺，为六七巾，则用生桑炭炙巾，以熨寒湿所刺之处，令热入至于病所，寒复炙巾以熨之，三十遍而止。汗出，以巾拭身，亦三十遍而止。

羌活桂归酒《种福堂》 治风寒湿痹。

羌活 桂枝 秦艽 防风 续断 附子各一钱 归身 金毛狗脊 虎骨各一钱五分 杜仲 晚蚕沙各二钱 川芎八分 桑枝三钱 生姜切片，一钱 大枣二枚

陈酒二斤，浸一日夜煎服。

集宝疗痹膏《种福堂》

川乌 草乌 南星 半夏 当归 红花 独活 羌活 大黄 桃仁各四钱 山甲 肉桂各一两 白芷五钱 陀僧二两 硫黄半斤 松香一斤 生姜汁一碗 麻油一斤

[1] 马矢：马的粪便。

[2] 啖（dàn 淡）美炙肉：吃美味炙肉。啖，吃。

[3] 三拊：三抚局部痛处。

[4] 煴（yūn 晕）中：用无焰之火煴之于中。煴，聚火而无焰者。

[5] 必晬（zuì 最）其日：指每渍药一周日。晬，一周日。

上收煎好，加乳香、没药、血竭、胡椒、樟冰、细辛、牙皂末各二钱。若加商陆根、凤仙、闹杨花、鲜烟叶、鲜蒜、鲜豨莶等汁，更妙。

苍术黑豆饮《种福堂》　治痹方。

茅山苍术五斤

洗净泥垢，先以米泔水浸三宿，后用蜜酒浸一宿，去皮，用黑豆一层，伴苍术一层，蒸二次，再用蜜酒蒸一次，用河水在砂锅内熬浓汁，去渣隔汤炖，滴水成珠为度，每膏一斤和炼蜜一斤，白汤调服。

一老人专用此方，寿至八十余，身轻体健，甚于少年。

七制松香膏《种福堂》　治湿气第一神方。

松香三斤

第一次姜汁煮，第二次葱汁煮，第三次白凤仙汁煮，第四次烧酒煮，第五次闹杨花汁煮，第六次商陆根汁煮，第七次红醋煮。

桐油三斤　川乌　草乌　苍术　官桂　干姜　白芥子　蓖麻以上各四两　血余八两

上八味，共入桐油，熬至药枯发消，滴水成珠，滤去渣，入牛皮膏四两烊化，用前制过松香渐渐收之，离火加樟脑一两，好麝香三钱，厚纸摊之，贴患处，神效。

虎骨木通汤《种福堂》　治一切麻木痹证，痛风历节。

虎骨　木通各等分

煎汤，频频多吃，即愈。

红花白芷防风饮《种福堂》　治历节四肢疼痛。

红花　白芷　防风各五钱　威灵仙三钱

酒煎服，取汁，三服全愈。

三甲白薇泽兰饮《种福堂》　治箭风（俗名鬼箭打），或头项、手足、筋骨疼痛，半身不遂等疾，照方一服即愈。

山甲一钱，炒研　白薇二钱　泽兰三钱

照分量，好酒煎服。

硫黄敷痛膏《种福堂》　治痛风历节，四肢疼痛。

用醋磨硫黄敷之，或用葱白杵烂，炒热熨之。

【按语】集宝疗痹膏是外用剂，该方中用樟冰，樟冰拟是国产冰片。但陈修园是长乐人，属福州语系，按福州方言樟冰又是白冰糖。

● 鹤膝风

五积散见上

十全大补汤　治血气两虚之证。

人参　白术　茯苓　炙草　熟地　当归　白芍　炙黄芪　肉桂各一钱　川芎五分

加大枣服。

孙男心典按：鹤膝风者，胫细而膝肿是也。初起发热头痛等证，宜五积散加松节，或大防风汤、三气饮之类，或间送活络丹一钱，或用八味丸、六味丸加鹿茸、牛膝之类调补之。《经》云："膝者，筋之府，屈伸不能，筋将惫矣。"薛氏云：多是风邪乘虚入于三阴之经，治法温补肝肾为主，未效，即须暖脾。又外治二法，不可不知。一用芥菜子敷法，治初起漫肿不红、屈伸不便者，乘未溃时，用陈年芥菜子研细，以姜汁、葱涕调涂，一伏时，患处起泡，泡干脱皮自愈。一用雷火针法，治风、寒、湿留滞筋脉，剧痛不休，用蕲艾五钱，丁香五分，麝香三分，合研匀入纸筒中，痛处衬布四五层，照火焠数十遍，以筋脉活动为度。但此二法，脓成即不可用。

喻嘉言曰："鹤膝风者，即风、寒、湿之痹于膝也，如膝骨日大，上下肌肉日枯，且未可治其膝，先养其气血，使肌肉滋荣，后治其膝可也。"此与治偏枯之证，大同小异，急溉其未枯者，使气血流行而复荣。倘不知此，但麻黄、防风等散风之药，鲜不全枯者。故治鹤膝风者而急攻其痹，必并其足痿而不用矣！

● 脚气

鸡鸣散 治脚气第一方，不问男女皆可服。

槟榔七粒 吴茱萸泡 紫苏叶各三钱 桔梗五钱 橘红 木瓜各一两 生姜五钱

水三大碗，煎至一小碗，取汁；再入水二碗，煎取一小碗，两汁相和；次日五更，分三五次冷服之，冬月略温亦可，天明当下黑粪。

寒湿之气，着于下焦而不去，故用生姜、吴茱萸以驱寒，橘红、槟榔以除湿；然驱寒除湿之药颇多，而数品皆以气胜，加以紫苏为血中之气药，辛香扑鼻，更助其气，气盛则行，速取"着者行之"之义也。又佐以木瓜之酸，桔梗之苦，《经》云"酸苦涌泄为阴"，俾寒湿之气，得大气之药，从微汗而解之，解之而不能尽者，更从大便以泄之，战则必胜之意也。其服于鸡鸣时奈何？一取其腹空，则药力专行；一取其阳盛，则阳药得气也。其必冷服奈何？以湿为阴邪，冷汁亦为阴属，以阴从阴，混为一家，先诱之而后攻之也。

肾气丸见下痰饮 **四物汤**见妇人证

● 暑证

天水散又名六一散。加朱砂一钱，名益元散。

滑石六两 甘草一两

共研末，以灯心汤下三钱。

白虎汤见上瘟疫

香薷饮

香薷三钱 厚朴三钱 扁豆三钱

水煎服。

前方加黄连，名黄连香薷饮，治中暑热盛，口渴心烦。前方加茯苓、甘草，名五物香薷饮；再加木瓜、橘皮、人参、黄芪、白术，名十味香薷饮。

大蒜新汲水方[1]《种福堂》　治中暑法。

用大蒜一把同新黄土研烂，以新汲水和之，滤去渣，灌入即活。凡中暑伤暑，不可便与冷物，俟稍苏，方可投冷物，则中气运动无患也。

田中干泥圈脐方《种福堂》　治中暑昏眩、烦闷欲绝，急救法。

取田中干泥做一圈，堆在病人肚上，使少壮人撒尿于泥圈肚脐中，片时即得生苏矣。后不可饮冷汤，须进温米汤。

理中汤　**通脉四逆汤**　**五苓散**俱见《伤寒论》

●湿证

二术二陈汤　治诸湿及痰饮。

白术三钱　苍术二钱　茯苓　半夏各二钱　陈皮　炙草各一钱

加生姜三片、大枣二枚煎。

●肿证

五皮饮　治一切气肿水肿。

茯苓皮　大腹皮　桑白皮　陈皮各一钱半　生姜皮七分

水煎服。

此药以皮治皮，不动脏腑，勿以平易而忽之。

〔1〕新汲（jí 急）水：指新取之水。汲，取水于井。

四君子汤

人参　白术　茯苓各二钱　炙草一钱

加生姜、大枣煎服。

小青龙汤　真武汤俱见《伤寒论》

导水茯苓汤　治水肿，头面、手足、遍身肿如烂瓜之状，按而塌陷，胸腹喘满，不能转侧安睡，饮食不下，小便秘涩，溺出如割，或如豆汁而绝少，服喘嗽气逆诸药不效者，用之即渐利而愈。

泽泻　赤茯苓　麦冬　白术各三两　桑白皮　紫苏　槟榔　木瓜各一两　大腹皮　陈皮　砂仁　木香各七钱五分

每服一二两，水二杯，灯草三十根，煎八分，食远服。病重者可用五两浓煎，五更服。

麻黄甘草汤《金匮》

麻黄三钱　甘草一钱

水二杯，先煮麻黄至一杯半，去渣，入甘草，煎八分服。

此方上宣肺气，中助土气，外行水气，其功居于济生肾气丸之上。且肿证与伤寒证不同，伤寒证恐过汗亡阳，肿证以汗愈多而愈妙。水从汗泄，时医谓须“开鬼门”，并无亡阳之说。

麻黄附子甘草汤　即前方加附子一钱五分。

此与《伤寒论》之分数略异，即以温经散寒之法，变为温经利水之妙。

济生肾气丸　治水肿、小便短少、气喘者。

熟地四两　茯苓三两　山萸肉　怀山药　丹皮　泽泻　牛膝　车前子　肉桂各一两　附子五钱，泡

上为末，炼蜜丸如梧子大，灯草汤送下三钱，一日两服。

神仙九气汤神仙，言药之灵验也。九气，怒、喜、悲、恐、寒、暑、惊、劳、思是也。《经》曰：怒则气上，喜则气缓，悲则气消，恐则气下，寒则气收，暑则气泄，劳则气耗，

思则气结，惊则气乱。故云然。

姜黄　香附炒

上各为细末，每服五六钱，空心淡盐汤调服。愚治肤胀，用温酒下。

壶隐子曰[1]：不妄用之以治肤胀，其效如神。

● 头痛

逍遥散　治一切郁病，寒热往来，及头痛，妇人经水不调。

柴胡　当归　芍药　白术　茯苓各一钱半　甘草八分　薄荷五分

水煎服。

当归补血汤　治血虚发热如神。《经》云：脉虚则血虚，血虚则发热，证象白虎，惟脉不长实。

炙芪一两　当归三钱

水煎服。

尤氏《金匮翼》有生地黄五钱，甘草一钱。按：尤氏《金匮翼》此方，各书未载，徐炳南此时声名藉藉，其订刻此书，谅亦不肯阿好。

左归饮　治肾水大虚，能治六味丸所不能治之证，妙在甘草大甘，从脾以输精于肾也。

熟地四五钱或一两　山药　山茱萸各二钱或三钱　茯苓二钱　枸杞二三钱　炙草二钱或三钱

水煎服。

去茯苓、炙草，加菟丝子、龟胶、鹿胶、牛膝，蜜丸，名左归丸。

吴茱萸汤　治阳明食谷欲呕、干呕、吐涎沫，少阴吐利、烦躁欲死者，头痛如破者。

[1] 壶隐子：即《壶隐子日用方》，又名《医谭一得》。明代刘裕德撰。

吴茱萸泡，二钱半　人参一钱半　生姜五钱

加大枣五枚，水煎服。

清震汤《保命》[1]　治头风、头面疙瘩、憎寒、拘急、发热、状如伤寒。疙瘩宜刺出血。

升麻二钱　苍术四钱　荷叶全者一个

水煎，食后服。

透顶散《本事》[2]　治偏正头风，远年近日皆效，并治鼻塞不闻香臭。

细辛三茎　瓜蒂　丁香　糯米各七粒，一作赤小豆　龙脑半分　麝香一分

研末，置小口罐中，紧塞罐口，令患人口含清水，随左右搐一豆大于鼻中，良久，涎出即安。不愈，三日后再搐。孙男心典按：此本《金匮》纳药鼻中取黄涎之法，酒客多湿、头重者宜之。

又法，治偏正头风，以生莱菔捣汁，令患者仰卧，以汁灌鼻中，左痛灌右，右痛灌左，左右俱痛俱灌之。

又头风有偏正之殊，其病皆在少阳、阳明之络，以毫针刺痛处数穴，立效。

张石顽云：外用法不若蒸法最效。方用川芎半两，晚蚕沙二两，僵蚕如患人年岁之数，以水五碗，煎至三碗，就砂锅中以厚纸糊满，中开钱大一孔，取药气薰蒸痛处，每日一次，虽年久者，三五次，永不再发。平时置新鲜木瓜于枕边，取香气透达，引散肝风，亦良法也。

● 眩晕

二陈汤见痰饮

〔1〕《保命》：又名《素问病机气宜保命集》，刘完素著。

〔2〕《本事》：又名《普济本事方》，南宋许叔微著。

一味鹿茸酒 注云：缘鹿茸生于头，头晕而主鹿茸，盖以类相从也。

鹿茸半两

酒煎去渣，入麝香少许服。

一味大黄散 丹溪云："眩晕不可当者，此方主之。"

大黄酒制三次，为末，茶调下，每服一钱至二三钱。

玉液汤《济生》[1] 治眉棱骨痛。

半夏六钱，汤泡七次，切片作一服，加生姜十片

水煎去渣，纳沉香末少许服。

● 咳嗽

小青龙汤 治寒饮咳嗽。

麻黄 桂枝 白芍各一钱半 细辛一钱 干姜一钱半 五味子一钱 半夏三钱 炙草一钱

水三杯，先煮麻黄至二杯，去渣，入诸药，煎八分服。

木乳散《圣济》[2] 治肝咳嗽，两胁下满。

木乳即皂荚树根皮。酥炙三两 杏仁去皮尖，炒 贝母去心，各二两 炙草一两

共为细末，姜橘汤送下二钱。

---

〔1〕《济生》：指《济生拔萃》十九种，元代杜思敬辑。

〔2〕《圣济》：指《圣济总录》，宋徽宗赵佶敕撰。

卷六

里证诸方

● 伤寒里证

白虎汤　调胃承气汤　大、小承气汤俱见《伤寒论》

● 心腹诸痛

黄芪汤　治心痛、胃脘痛、腹痛喜按者。此治虚证。

黄芪一两　当归三钱　肉桂一钱五分

水煎服。

枳实汤　治心痛、胃脘及胁肋、大小腹诸痛拒按者。此治实证。

枳实三钱　半夏四钱　生姜八钱

水煎服。

丹参饮　治心腹诸痛，诸药不效者如神，妇人尤宜。此治半虚半实者。

丹参一两　白檀香　砂仁各一钱五分

水煎服。

栝蒌半夏白酒汤《金匮》　治胸痹不卧，背痛彻心，喘咳气短等证。实证。

薤白五钱　栝蒌四钱，捣碎　半夏三钱

白酒二杯，煎至八分，温服。

理中汤 治心腹诸痛及吐泻等证。虚寒证。

人参 白术 干姜 炙草各三钱

水煎服。

通脉四逆汤 治四肢厥冷，脉绝诸危证。寒痛证。

干姜四钱 附子 炙草各三钱

水煎服。腹痛，加芍药三钱。

黄连汤 治胸中有热而呕，胃有邪气而腹痛。热痛证。

黄连 炙草 干姜 桂枝各一钱半 人参一钱 半夏二钱 大枣二枚

水煎服。

当归生姜羊肉汤 治腹胁诸痛里急者，并治寒疝，腹中㽲痛[1]，及产后腹痛不止。

羊肉五两一钱 生姜一两四钱五分 当归九钱九分

水八茶杯，煎至三杯，每服一杯，一日三服。

若寒多者，加生姜；痛多而呕者，加陈皮六钱六分，白术三钱三分；若加生姜，再加水三杯。

小柴胡汤方见疟证 治胁痛多呕，寒热往来。若腹中急痛，先服小建中汤，二时许再服此汤。

当归四逆汤 治厥阴伤寒，手足厥冷，脉细欲绝者。

当归 白芍 桂枝各三钱 炙草 细辛 木通各一钱 大枣四枚

水煎服。

寒者，加生姜、吴萸各二钱，酒水各半煎。

〔1〕腹中㽲（jiǎo 绞）痛：腹中急痛。

金铃子散 治心腹诸痛，服热药而更甚者。

金铃子去核 元胡索各等分

研末，以清酒送下二三钱。

七气汤 治七情气逆诸痛。

茯苓三钱 半夏 厚朴各二钱 紫苏叶一钱

加生姜三片，水煎服。

和剂抽刀散

川白姜五个，锉入巴豆肉一钱，同炒至豆黑，去豆 糯米六两二钱，炒黄 良姜五两，入斑蝥二十五个，同炒至蝥黑，去蝥 石菖蒲五两半，不炒

上为末，每服二钱，空心温酒调下。

《仁斋直指》云：有一田夫，醉饱之余，露宿取快，一枕天明，自此腹疼攻刺，百药罔效[1]，淹淹数载，后遇至人[2]，授以抽刀散，数服顿愈。则知风露之根，入在脾胃，良姜、菖蒲，为能散其邪；巴蝥借气，为能伐其根；观此可以通一毕万矣。然而痛不复作，养脾之剂，独不可继是而调理之乎？疗病如濯衣[3]，必去其垢污，而后可以加浆饰。“医者，意也”，请借是以为喻。

胁痛，已于心腹诸证门载其方治矣，然此证时下最多，今又补录于后，言之不厌于复也。

● 肝虚胁痛

肝贯膈布胁肋。阴虚血燥，则肝脉失养而痛。其证胁下筋急，不得太息，

〔1〕罔效：这里指百药无效。罔，无。

〔2〕至人：至极之人。《庄子》：“至人无已。”这里指极有医学知识的医生。

〔3〕濯（zhuó 浊）衣：这里指去掉病邪。濯，浣，洗衣。《诗经》：“可以濯罍。”

目昏不明，爪甲枯青，遇劳即甚，或忍饥即发是也。

滑氏补肝散

酸枣仁四钱，炒　熟地　白术各三钱　当归　山萸肉　山药　川芎　木瓜各一钱半　独活　五味子各三分

上为末，每服五钱，水煎服。“肝体阴而用阳”，此以甘酸补肝体，以辛味补肝用。加独活者，假风药以张其气也。一方有人参、黄芪、石斛、柏子仁、桃仁，无山药、独活、五味。一方阿胶为丸梧子大，每服二钱，空心白汤下。一方鸡子黄一枚调吞，日二服。

●肝火胁痛

《经》云：“肝病者，两胁下痛，引少腹，善怒。”又云：“肝气实则怒，其脉当弦急数实，其口当酸，其痛必甚，或烦渴二便不通。”

龙荟丸方

龙胆草　当归并酒洗　栀子　黄连　黄柏　黄芩各一两　大黄酒洗，八钱　青黛　芦荟各五钱　木香二钱半　麝香五分

蜜丸小豆大，姜汤下二三十丸。

瓜蒌汤　治左胁痛。

大瓜蒌一只，重一二两者，连皮捣烂，粉甘草二钱，红花五分，水煎服。

盖柴胡、芦荟、青黛、龙胆之类，苦寒益资其燥，而瓜蒌柔而滑润，于郁不逆，甘缓润下，故奏效捷也。

●息积

《内经》云：“病胁下满气息，二三岁不已，病名曰息积。夫消息者，阴阳之更事也。今气聚于胁下，息而不消，则积而不散，故满逆而为病。然气不在胃，故不妨于食，特害于气而已，治宜导引服药，药不可独治，盖导

引能行积气，药力亦借导引而行故也。”

推气散　治右胁痛，胀满不食。

片姜黄　枳壳　桂心各三钱　炙草三钱

为末，每服二钱，姜枣汤调下，食远服。

赤茯苓汤　治息积胁下，气逆满闷。

赤茯苓　桂心　陈皮半两，炒　高良姜一两　大腹皮五钱　甘草一分　吴茱萸三分

每服三钱，水煎，日二服。

白术丸

白术陈土炒　枳实麸炒　桂心各一两半　人参　陈皮　炙草　桔梗各一两，炒

上为末，蜜丸梧子大，空心酒下三十丸，日二服。胁痛，左属肝主血，右属肺主气，多痰积，然悲哀恼怒，郁伤肝气，两胁骨疼痛，筋脉拘急，腰脚重滞是也。

枳壳煮散

枳壳四两　细辛　桔梗　防风　川芎各二两　葛根一两半　甘草一两

为粗末，每服四钱，水一盏半，姜枣同煎至七分，空心食前服。

尤在泾云：悲哀烦恼，肝气致郁，枳壳能通三焦之气，故以为君。肝欲散，故用细辛、川芎、枳壳之辛以散之。肝苦急，故用甘草之甘以缓之。其用防葛者悲则气敛，借风药以张之也。

● 痰饮

二陈汤　治痰饮及诸般咳嗽之通剂。

茯苓四钱　半夏二钱半　陈皮一钱五分　炙草一钱

加生姜四片，枣二枚，水煎服。钱数新定。

滚痰丸　治老痰顽痰变生诸种怪病。

青礞石研略碎，入磁瓶，加焰硝一两，以盐泥封固煅红，取出研飞净三两　大黄酒蒸，八两　黄芩酒洗，各八两　沉香一两

水泛为丸，每服一钱五分，仰卧而勿行动，二时许方行动饮食，服后喉间稠粘塞，乃药与病相拒，少顷自愈。

桂苓甘术汤　治痰饮头晕、欲呕、心下悸、小便不利等证。

茯苓四钱　白术　桂枝各三钱　炙草一钱五分

水煎服。钱数新定。

桂附八味丸即肾气丸　治肾虚诸病，但小便不利者宜之。

熟地黄四两　山茱肉　怀山药各二两　茯苓　丹皮　泽泻各一两半　附子炮　肉桂各五钱

蜜丸如梧子大，每服五十丸，米汤下，以美膳压之[1]。

王肯堂云[2]："相火寄于命门，命门者，男子以藏精，女子以系胞，因嗜欲竭乏，火无所附，故厥而上行。"桂附与火同气，而其味辛，能开腠理，致津液，通气道，据其窟宅而招之[3]，同气相求，火必降下矣。且火从肾出者，是水中之火也，火可以水折，而水中之火不可以水折。故巴蜀有火井焉[4]，得水则炽，得火则熄，则桂附者，固治浮游相火之正剂欤。

---

〔1〕美膳压之：进食美好的食物以助药力。膳，食。

〔2〕王肯堂：字宇太，号念西居士。明代医学家，江苏金坛人。著有《证治准绳》《类方》《伤寒准绳》《女科准绳》《疡医准绳》《儿科准绳》《医论》及《孕产全书》等书。

〔3〕窟宅：这里指命门。

〔4〕巴蜀有火井：巴蜀古名西川，西方在五行属金，金能生水，然火常包含在水中，故巴蜀出火井。这种火遇寒水则动，得热火则归原。中医认为命门之火也是寄存于肾水之中，以自然界方位地质推理，引伸出中医肾水含命火学说。

神仙坠痰丸

黑牵牛取头末，三两　皂角酥炙　白矾生，各一两

为末，水丸梧子大，酒下三五十丸。

控涎丹

甘遂　大戟　白芥子各等分

糊丸，临卧姜汤服五七丸至十丸。痰猛加数丸。

十枣汤见《伤寒论》　**礞石滚痰丸**见上

青礞石丸攻　治食积成痰。

青礞石敲碎，如枣子大，以焰硝二两，同入瓦罐，煅黄色　茯苓　天南星慢火煨制　黄芩各五钱　风化硝三钱，盆洗者，冬月以绢袋盛，悬风前化之

上为细末，神曲糊入姜汁为丸，如梧子大，每服三五十丸，姜汤下。一方有枳实，倍礞石。

竹沥丸

半夏　陈皮　白术　茯苓　大黄　黄芩　人参　炙草　青礞石制法同前方，各一两　沉香五钱

末之，以竹沥一大碗半，姜汁三匙，拌匀晒干，如此五六度，仍以竹沥、姜汁糊丸小豆大，每百丸，临卧姜汤下。

按：沉香似宜于临制时入之，久晒恐泄香味。

半夏丸消　治膈痰结实，满闷喘逆。

半夏姜汁制，五两　皂荚五挺，去皮揉水煮半夏　生姜五两，同半夏捣作饼，炙干

为末，蜜丸如梧子大，姜汤下二十丸。

导痰汤消　**二陈汤**　**六君子汤**和　**此条宜香砂六君子汤**　**济生肾气丸**补　**桂苓甘术汤六君子汤**

沉香茯苓丸温　温脾胃，利胸膈，和气血。

沉香一两　茯苓　半夏　人参　丁香各二两　甘草　陈皮　槟榔　肉豆

蔻煨，各五钱

蜜丸，姜汤下二十丸。

本事神仙丸温

茅山苍术一斤，去皮为末　生芝麻一两，水淘净，研滤取末　大枣十五枚，煮烂，去皮核，研

三味拌和，乘热入臼杵，丸如梧子大，干之，每日空腹温汤吞下五十丸，加至一百丸、二百丸，忌桃、李、雀、蛤。初服心膈微燥，进山栀散一服不燥矣（山栀干为末，沸汤点服）。

许叔微云〔1〕："予平生有二疾：一则脏腑下血，二则膈中停饮。血有时而止，停饮则无时而愈。始因年少时夜坐为文，左向伏几案，是以饮食多坠向左边。中夜以后，稍困乏，则饮酒两三杯，既卧就枕，又向左边侧睡。气壮盛时殊不觉，三五年后，觉酒止从左边下，漉漉有声，胁痛，饮食殊减，十数日必呕吐数升酸水，暑月止是右边身有汗，漐漐常润〔2〕，左边痛处绝燥。遍访名医及海上方，服之少有验，间或中病，止得月余复作，其补则如天雄、附子、矾石，其利则如牵牛、大戟、甘遂，备尝之矣。予后揣度之，已成癖囊，如潦水之有科臼〔3〕，不盈科不行〔4〕，水盈科而后行者也。清者可行，浊者依然停蓄，盖下无路以决之也，是以积之五七日，必稍吐去而稍宽，数日复作。夫脾土恶湿，而水则流湿，莫若燥脾以胜湿，崇土以填科臼，则疾当去矣。

〔1〕许叔微：字知可，宋代医学家，真州白沙人。著有《类证普济本事方》《伤寒发微论》《伤寒九十论》《伤寒百证歌》等书。

〔2〕漐（zhé 蛰）漐常润：肌肤润湿。漐，小汗。

〔3〕潦（lǎo 老）水之有科臼（jiù 旧）：这里指膈中停有水饮，必有藏储的窠臼。潦，涝，积水。臼，窠臼。黄庭坚诗："取意闲谈没臼窠。"

〔4〕不盈科不行：这里指局部凹陷处水湿停蓄盈满之后，然后再向前流动。《孟子》："盈科而后进。"

于是悉屏诸药，一味服苍术，三月而疾愈。自此一向服数年，不呕不吐，胸膈宽，饮啖如故，暑月汗周体而身凉，饮亦当中下。前此饮渍于肝，目亦多昏眩，其后灯下能书细字，皆苍术之力也。予初用茅术，半年后止用燥烈味极辛者，削去皮不浸，极有力而亦自然不燥也。山栀散用山栀一味，干为之末，沸汤点服。故知久坐不可伏向一边，时或运转，亦消息之法〔1〕。”

二陈加黄芩、连翘、山栀、桔梗、薄荷汤清

王节斋化痰丸润〔2〕　治郁痰老痰稠粘，难于咯唾。

天门冬　黄芩酒炒　瓜蒌仁　橘红　海石粉各一两半　香附盐水炒　芒硝　桔梗　连翘各五钱　青黛二钱

炼蜜入生姜汁少许和丸，细嚼一丸，清汤下。

【按语】许叔微自谓其身有二疾，其一所谓“癖囊”，据其临床记载，很可能相当于现代医学之食管憩室。用苍术治疗，因苍术具健脾而燥水湿及散郁逐痰等功效。

现代研究认为苍术含有大量维生素A和维生素B，叶桔泉《现代实用中药》认为该药具芳香健胃、兴奋精神等作用。多服维生素A能治目疾，许叔微认为他常服苍术后，“灯下能书细字”。

● 痢疾

芍药汤　治赤白痢，里急后重。初起三日内用之。

芍药三钱　当归　黄芩　黄连　枳壳　槟榔　甘草各一钱　木香　肉桂各五分

〔1〕消息之法：《易经》载：“日中则昃，月盈则食，天地盈虚，与时消息。”消，灭。息，增。这里指水谷入胃，消化增减不停息。

〔2〕王节斋：名纶，明代医学家，著有《本草集要》《节斋公胎产医案》《明医杂著》等书。

水煎服，或以肉桂换干姜。

此时医通用之方，大意以行血则便脓自愈，调气则后重自除，颇为合法。然肉桂宜换干姜，痢初起宜大黄。

真人养脏汤 治泻痢久病，脱肛，完谷不化等证。

诃子煨，一钱五分 罂粟壳蜜炙，三钱 肉豆蔻煨，五分 当归 白术炒 酒白芍各六分 木香二钱四分 肉桂八分，去皮 生甘草一钱八分

水煎服。

脏寒甚，加附子一钱五分。此方妙在木香之多，则涩而不郁。

葛根黄连黄芩甘草汤

葛根四钱 黄芩 黄连各一钱五分 甘草一钱

水三杯，先煮葛根至一杯半，吹去沫，入诸药煎七分服，日二服，夜一服。此方治伤寒协热下利而喘者，借用治下痢及热泻如神。

理中汤见心腹痛

香连丸

黄连六两 木香一两

上二味共为末，水泛为丸，梧子大，每服二三钱，米汤送下。

桃花汤 治少阴下利。

赤石脂一两六钱，留六钱研末 干姜一钱 粳米五钱

作一服，水煎，调入石脂末服，日夜作三服。病在肾，肾为先天之本，天惟石可以补之，仲景此方独具女娲手段。

当归四逆汤见腹痛 **仓廪汤**即人参败毒散加陈米三钱。见瘟疫 **小柴胡汤**见疟疾 **大承气汤**奇恒并用

羊脂煎《千金》 治久痢不瘥。

羊脂一棋子大　白蜡二棋子大　黄连末，一升　酢取稠[1]　蜜炙，七合煎取五合　乌梅肉二两　乱发炭洗去垢腻，烧末一升

上七味，合内沙锅中，汤上煎之，搅可丸饮用，如桐子大，三十丸，日三，棋子大小如方寸匕。张石顽曰：羊脂性滑利人，《千金》用治久痢不瘥，专取滑利以通虚中留滞也。其后且有羊脂阿胶蜜蜡黍米作粥方，深得炎帝《本经》补中寓泻之意[2]。

● 泄泻

胃苓汤　治诸泻及肿胀腹痛等证。

茯苓　猪苓　泽泻　白术　桂枝　苍术　厚朴　陈皮各一钱五分　炙草八分

加生姜三片，水煎服。

四神丸　治五更至天明腹痛而泻，有定候，名脾肾泻。又通治久泻。

补骨脂四两，酒炒　肉豆蔻面煨，去油　五味子各二两　吴茱萸汤泡，一两

以大枣八十一粒，生姜四两，同煮烂，去皮核，和为丸，如梧子大，临睡以米汤送下四钱。去肉蔻加人参、茯苓、干姜、附子、罂粟壳，以米汤泛丸更妙。

圣济附子丸　治洞泄寒中，注下水谷，或痢赤白，食已即出，食物不消。

黄连　乌梅肉各二两　干姜　附子炮，各一两五钱

炼蜜丸，每服三钱，米汤下，日二服。

按：原注云，“春伤于风，邪气流连，至夏发为飧泄，至长夏发为洞泄。阴生于午，至未为甚。长夏之时，脾土当旺，脾为阴中之至阴，故阴气盛；阴气既盛，则生内寒而洞泄矣”。

〔1〕酢：同“醋”。

〔2〕炎帝《本经》：炎帝，即神农氏，相传曾尝百草而著《神农本草经》。

千金温脾汤 治积久热痢赤白。

大黄四钱 人参 甘草各二钱 熟附子一钱 炮干姜二钱

水煎温服。

冷痢去甘草，加桂心三钱，倍人参、姜、附，减大黄一钱。

《灵枢》云："中热消脾，则便寒，寒中之属，则便热，胃中热则消谷，令人悬心善饥。脐以上皮热，肠中热，则出黄如糜；脐以下皮寒，胃中热，则腹胀。肠中寒，则肠鸣飧泄；胃中寒，肠中热，则胀而且泄；且胃中热胀，肠中寒，则疾饥、小腹痛胀。"

张石顽注云："世医治病，但知热以寒治，寒以热治，外此总不讲也。设病中热消脾，而见悬心善饥，洵为热证无疑，然必审其脐以上皮热，方是胃中热气蕴隆。若出黄如糜，不但胃中有热，而肠中亦为热邪奔迫可知。倘脐以下皮寒，而见腹胀，有似乎实热固结，实为胃中虚寒之候，或见肠鸣飧泄，非特胃有寒，且移寒于二肠矣。盖热泄则肠垢黄赤，寒泄则鹜溏清冷，此病机之最显著者，可以明辨。况有胀而泄利，此胀为胃寒阳气不布之胀，泄为肠热便垢之泄，复有消谷易饥，小腹胀痛之病，岂非胃中有热、肠中有寒之一验乎？若此种种，苟未明仲景三泻心汤、黄连汤、干姜黄芩黄连人参汤、厚朴生姜半夏甘草人参汤、干姜人参半夏丸等法，必不可以语至治也。"

乳豆丸方详本论

● 秘结证

脾约丸一名麻仁丸

厚朴姜制 枳实面炒 芍药各八两 大黄蒸焙，一斤 麻仁别研，八两 杏仁去皮尖，炒，五两半

上为末，炼蜜和丸，梧子大，每服二十丸，临卧温水下，大便通利则止。

按：权量尺寸，古今不同，此方各家折料，不能合一。

三承气汤见《伤寒论》

●膈证反胃方

左归饮方见头痛　此方加生地、当归，能滋阳明之阴，以去胃口伏邪之燥火；去茯苓者，恐其旁流入坎，不如专顾阳明之速效也。

三一承气汤见瘟疫　**附子理中汤**即理中加附子

真武汤　治少阴呕逆，腹痛溺短，及治一切水证。

云茯苓　白芍　生姜各二钱　白术　附子各二钱

水煎服。

此方妙在生姜之辛温以利气，气化则水行矣。时医疑生姜发汗，而以干姜代之；岂知干姜守而不走，大失此方之本旨。若在炮黑，或加肉桂，更无知妄作矣。

吴茱萸汤见上头痛　**大、小柴胡汤**　**五泻心汤**俱见《伤寒论》

越鞠丸丹溪　治一切郁病。

香附　苍术　抚芎　栀子　六神曲各等分

或丸或煎随宜。

大半夏汤

半夏洗去涎，六钱　人参二钱　白蜜八钱

水三杯半，和蜜扬二百四十遍，煎八分服。

此方用水之多，取其多煮白蜜，去其寒而用其润，俾粘腻之性，流连于胃，不速下行，而半夏人参之力，可以徐徐斡旋于中，非参透造化之理者，不能悟之。膈咽之间，交通之气不得降者，皆冲脉上行，逆气所作也。冲脉不治，取之阳明，仲景以半夏降冲脉之逆，即以白蜜润阳明之燥，加人参以生既亡之津液，用甘澜水以降逆上之水饮，古圣之经方，惟仲景能用之。

不换金正气散 杨仁斋曰[1]："脾气虽强，肾气不足，故饮食下咽，大肠为之飧泄也，煎不换金正气散，吞下安肾丸。"

苍术泔浸 陈皮各二钱半 厚朴姜制，二钱 甘草蜜炙 藿香各一钱 半夏汤泡七次，钱半

上用水二钟，姜三片，枣二枚，煎八分，吞下安肾丸。

安肾丸 治肾气不足，饭后即泄。又《金匮翼》云："喘因肾虚，气吸不下者，或因气自小腹下起而上逆者，但经微劳，或饥时即发，宜以六味补阴之属，壮水配火。若足冷面热者，须以安肾之属，导水归元。"

川乌炮去皮脐 辣桂各四两 白茯苓去皮 白术土炒 石斛酒炒 白蒺藜炒 桃仁去皮尖，炒 萆薢 干山药 巴戟天 破故纸 肉苁蓉酒浸，各十二两

上各为细末，炼蜜丸梧子大，每服五十丸，淡盐汤送下。

肾气不足，故用温补诸药以安之。方中桃仁、萆薢、蒺藜三味，非思议可及，方意与八味地黄丸同。但八味地黄丸长于利水，未免减其温补之力，而此则用专而力更大也。

二神丸方用肉豆蔻以补脾，破故纸以安肾，故称二神。治饭后随即大便。

肉豆蔻四两，生 破故纸半斤，炒

上各为细末，用肥大红枣取肉研膏，和药杵为丸，如梧子大，每服五七十丸，空心米饮入盐送下。加木香二两，名三神丸；加茴香一两，名四神丸。

【按语】王肯堂《证治准绳》四神丸组方用补骨脂、吴茱萸、五味子、肉豆蔻四味，与上方有出入。

---

〔1〕杨仁斋：名士瀛，宋代医学家，著《仁斋直指方论》《伤寒类书》《仁斋直指小儿附遗方论》等书。

●腰痛

肾着汤　治腰痛而重，如带五千钱。

茯苓　白术生用，各三钱　干姜二钱　炙草一钱

水煎服。

《金匮》名甘草干姜茯苓白术汤，甘、术各二两，姜、苓各四两，药品与此方同，而轻重不同耳。盖以腰者，肾之府也，腰痛自当补肾。腰痛而重，是寒湿之邪，不在肾之中间，而在肾之外府，故其治不在温肾以散寒，而在燠土以胜湿[1]，若用桂附则反伤肾阴矣！

五积散见历节　**桂附八味丸**见痰饮　**六味丸**见厥证　**二陈汤**见痰饮

●不寐证

酸枣仁汤

酸枣仁八钱，生用不研　甘草一钱五分　知母　茯苓各三钱　芎䓖一钱五分

水三杯三分，先煮酸枣仁至二杯，入诸药再煎八分服。

尤在泾云："人寤则魂寓于目，寐则魂藏于肝。虚劳之人，肝气不荣，故以枣仁补敛之。然不眠由于虚烦，必有燥火痰气之扰，故以知母、甘草清热滋燥，茯苓、川芎行气除痰，皆所以求肝之治，而宅其魂。"

小半夏汤

半夏五钱　生姜八钱

水煎服。

〔1〕燠（yù 郁）土：这里指温暖脾土。燠，暖。

不能食

消食丸 治数年不能食。

麦蘖 曲各一升 干姜炮 乌梅焙，各四两

蜜为丸，服十五丸，日再。加至四十丸，亦治反胃。

又方

神曲炒黄 麦蘖炒黄，各二两 乌梅四两 干木瓜五钱 茯苓 甘草炙，各二钱五分

蜜丸樱桃大，每服一丸，不拘时细嚼，白汤下。一方无木瓜，有人参，干姜。

徐灵胎曰："方中在木瓜、乌梅之巧。"

又方

豉心一升，熬末 麦芽 神曲各一两，熬 川椒一升，炒出汁 干姜一升末

上五味筛，以蜜伴，食后酒服方寸匕。

以上三方，并治胃虚冷不能食之剂。

资生丸 健脾开胃，消食止泻，调和脏腑，滋养营卫。

白术米泔水浸，用黄土拌，九蒸，晒去土，切片焙干，三两 橘皮 山查蒸 神曲炒，各二两 白茯苓人乳拌，饭上蒸晒干，一两五钱 人参人乳浸透，饭锅上蒸透，三两 白豆蔻微炒 桔梗炒，五钱 扁豆炒 莲肉去心，炒，各一两 麦芽曲炒 山药炒 芡实炒，各一两五钱 薏米仁三两，炒

上为末，炼蜜丸，每服二钱，细嚼，淡盐汤下。

凝神散[1] 收敛胃气，清凉肌表。

〔1〕凝神散：锦章书局本作"温脾散"，但药味相同。

人参　白术　茯苓　山药各一钱五分　扁豆　知母　生地黄　粳米　甘草各一钱　淡竹叶　地骨皮　麦冬各五钱

上作一服，水二钟，姜三片，红枣一枚，煎一钟，食远服[1]。

二神丸见上反胃

沉香汤

沉香　白术土炒　紫厚朴姜汁炒，各一两　人参　白茯苓　半夏姜制　木香　草豆蔻　甘草　陈皮　黑干姜[2]

生姜、大枣水煎三钱，温服，日二服。

● 食亦证

甘露饮　治胃热善食，不生肌肉。

生地　熟地　天冬　麦冬　片芩　石斛　甘草　枇叶　枳壳　茵陈各等分

水煎三钱服。

● 黄疸证

理中汤见心腹痛

建中汤

芍药六钱　桂枝三钱　甘草二钱　生姜三钱　饴糖一合　大枣四枚

上六味，以水三杯，煮取一杯，去滓，内饴糖，更上微火消解，温服，日三服。

茵陈蒿汤　治阳明病，发热汗出，此为热越不能发黄也；但头汗出，

[1] 食远服：空心腹服。

[2] 人参……黑干姜：分数阙如。

身无汗，剂颈而还[1]，小便不利，渴欲饮水浆者，此为淤热在里，身必发黄，此方主之。

茵陈蒿六钱　栀子三钱　大黄二钱，去皮

上三味，以水三杯，先煎茵陈，减一杯半，内二味，煎八分，去滓，温服，日三服。小便当利，尿如皂角汁状，色正赤，一宿腹减，黄从小便去也。

栀子柏皮汤　治伤寒，身发黄发热。

栀子三钱　甘草一钱　黄柏二钱

上三味，以水二杯半，煎八分服，日再。

〔1〕剂颈而还：此段录自《伤寒论》条文236条，“剂”字据《玉函经》《千金翼》均作“齐”字，意是发汗从头部齐至颈部而未至于全身。

寒证诸方

● 伤寒寒证

麻黄汤　桂枝汤　理中汤　四逆汤　真武汤　吴茱萸汤　五积散

● 霍乱吐泻

理中汤　通脉四逆汤加猪胆汁见《伤寒论》

五苓散　治霍乱吐泻而渴者，太阳证悉具，口渴呕逆，小便不通等证。水肿证借用颇验。

泽泻二两　白术　茯苓　猪苓各一两　桂枝七钱

共为末，以米饮调下三钱，多饮暖水以出汗。今人作小剂，水煎服。

● 臌胀单腹胀方

胃苓汤见泄泻

圣术煎　治脾虚作胀，及久患吐泻等证。

白术微炒，一两　陈皮二钱　干姜三钱　肉桂二钱

水煎服。虚甚，加附子。

白术补脾，脾得补则善运，善运则食消而胀去。欲其运多于补，则生用；欲其补多于运，则熟用。凡药生则行速，熟则行缓，自然之理也。若炒焦，则全失其本性，反令损脾增胀。陈皮达结气于外，干姜祛寒气于中，肉桂化太阳之气于下。下焦气化，而上中二焦之气亦治，此景岳新方中之第一方也。

连理汤　治腹胀如箕，时吐酸水者；又治久泻如神。

人参　白术　干姜　川连各二两　炙草一两

蜜丸，每服三钱，米汤送下，日两服。

喻嘉言云："酸水时吐时生，为单腹膨胀，及心、胸、腹、胁俱痛，不用八味地黄丸，为柔中之刚，而用此丸为刚中之柔，取其大苦大辛，能变胃而不为胃变也。"愚按：以白术易苍术，其力更大。

桂甘姜枣麻辛附子汤 治气分，心下坚大如盘，边如旋杯。

桂枝 生姜各二钱 炙草 麻黄 细辛各二钱 附子一钱 大枣四枚

水三杯二分，先煎麻黄至二杯二分，去沫，入诸药，煎八分温服，日夜三服，汗出如虫行皮中即愈。

此证是心肾交病，上不能降，下不能升，日积月累，如铁石难破。方中桂枝、甘草、生姜、大枣以和其上；而复用麻黄、附子、细辛少阴的剂，以治其下；庶上下交通而病愈，所谓大气一转，其结乃散也。

枳术汤 治心下坚大如盘，边如旋盘，而不如旋杯，邪尚散漫未结，虽坚大而不满痛也。水饮所作。《金匮》特提水饮，所以别于气分也。

枳实二钱 白术四钱

水煎服，日三服，腹中软即当散也。言水饮所以别于气分也，气无形以辛甘散之，水有形以苦泄之，方中取白术之温以健运，枳实之寒以消导，意深哉！胃为阳，阳常有余；脾为阴，阴常不足；胃强脾弱，则阳与阴绝矣！脾不能为胃行其津液，则水饮作矣。方中用术以补脾，用枳以抑胃，脏腑分理，所以治水饮之源易，老逞其庸浅之见，变汤为丸，只认为一补一消之法，学者切勿述此陋语，为有识者笑。

四七汤 胀而属七情所致者，宜此汤主之。

半夏 茯苓各三钱 厚朴二钱 苏叶一钱 生姜三片

水煎服。

此方妙在紫苏叶一味以散结，香以醒脾，而顺气消胀行水乃其余事。

● 疝气

五苓散方见吐泻　此方治疝气以白术为君，以桂枝换肉桂，再加小茴香、木香、木通、川楝子、附子方效。

● 厥证

当归四逆汤　通脉四逆汤　七气汤俱见心腹痛

四逆散　治阴阳不相顺接，四逆厥冷，并治痢证后重。按：痢证后重，宜照法重加薤白。

柴胡　白芍　枳壳　甘草各等分

共为末，每服三钱，米汤调下，日三服。

白虎汤　承气汤俱见伤寒　**桂附八味丸**见痰饮

六味地黄丸　治肾水不足，虚火上炎，痰嗽发热，口疮吐血，淋浊遗精，腰痛等证。

熟地四钱　山茱肉　怀山药各二钱　茯苓　丹皮　泽泻各一钱五分

水煎服。改钱作两，炼蜜丸如梧子大，名六味丸，治同。

还魂汤　救卒死，救忤死。

麻黄三两，去节　杏仁七十个，去皮尖　甘草一两，炙

上三味，以水八升，煮取三升，去渣，分令咽之，通治诸客忤[1]。

按：今法马，每两折三钱零，每升折一白盏，一剂分三服。御纂《医宗金鉴》云[2]：中风客忤，便闭里实者，仲景用备急丸。可知无汗表实者，

---

〔1〕客忤：指外来邪毒入侵，逆传于里，突生重病。客，寄，自外至。忤，逆。

〔2〕御纂《医宗金鉴》：御纂，皇帝下旨编纂。《医宗金鉴》一书，由吴谦等人奉敕主编，成书于清代乾隆七年（1742年）。

不当用备急丸通里，当用还魂汤以通表也。通里者抑诸阴气也，通表者，扶诸阳气也。昧者不知，以麻黄为入太阳发汗之药，抑知不温覆取汗，则为入太阴通阳之药也，阳气通则魂可归矣。

白薇汤 治妇人气厥、血厥如死人者。

白薇 人参 当归各二钱 炙草一钱

水煎服。

蒲黄酒方

蒲黄一两 黑豆三两

先将黑豆炒香，以温酒淋下，取酒饮一杯。

二术二陈汤见湿证 治湿盛生痰。

平胃散加减详本论 **五苓散**见吐泻 **防风通圣散**见中风

卷七

热证诸方

●伤寒

大青龙汤　麻杏石甘汤　白虎汤　承气汤俱见伤寒

九味羌活汤　治四时感冒，头痛、发热、项强、恶寒、恶风、身痛。代麻黄桂枝青龙各半等汤。

羌活入太阳　苍术入太阴　防风各一钱半，周行通身　白芷入阳明　川芎入厥阴　黄芩入少阳　生地黄养液以作汗　细辛入少阴　甘草各一钱，和诸药

加生姜五片，葱头二根。如伤风自汗，去葱头加白术、倍防风；胸满，去地黄，加枳壳、桔梗；喘加杏仁；夏加石膏、知母；汗下兼行加大黄。

按：生地黄、黄芩虽能退热，然初起不可遽用苦寒，不如用葳蕤柔润，以养汗源，且能助正气而驱风邪。

三黄解毒汤　治大热、谵语、发斑、发黄、吐衄、下血等证。

黄连　黄柏　黄芩　栀子各二钱　甘草一钱

水煎服。

犀角地黄汤　治火邪吐血、衄血、尿血、谵语、斑黄、赤淋、妇人血崩等证。

生地三钱　犀角尖　丹皮　芍药各二钱

水煎服。

柯韵伯曰[1]：“气为阳，血为阴，阳密乃固，阳盛则伤阴矣。阴平阳秘，阴虚者阳必凑之矣。故气有余即是火，火入血室，血不荣经，即随气而妄行，上升者出于口鼻，下陷者出于二便，虽有在经在腑之分，要皆心肝受热所致也。心为荣血之主，心火旺则血不安，故用生犀、生地酸咸甘寒之味，以清君火。肝为藏血之室，肝火旺则血不守，故用丹皮、芍药辛苦微寒之品，以平相火。此方虽曰清火而实滋阴之剂。盖失血则阴虚，阴虚则无气，故阴不足者，当补之以味，勿得反伤其气也。若用芩、连、胆草、栀、柏以泻其气，则阳之剧者，苦从火化，阳已衰者，气从苦发，燎原而飞越矣。”

防风通圣散见中风

● 口糜鼻衄齿衄

甘露饮方见食亦　治胃火炽盛等证。

● 喉痹双蛾单蛾

导赤散　治火盛口疮，喉痹、双单蛾及赤淋，茎中痛如刀割等证。

生地三钱　木通　甘草各三钱

加竹叶二十四片，水煎服。

季楚重曰：“泻心汤用黄连，所以治实邪，实邪责木之有余，泻子以清母也。导赤散用地黄，所以治虚邪，虚邪责水之不足，壮水以制火也。”

---

〔1〕柯韵伯：名琴，号似峰。清代浙江慈溪人。著有《伤寒论注来苏集》及《伤寒论翼》二书。

● 血证方

泻白散 治肺受燥气咳嗽不已，火移大肠作泻等证。

桑白皮三钱，生 地骨皮二钱 黄芩 甘草各一钱

加粳米二钱，水煎服。

李时珍云："此泻肺诸方之准绳也。"

竹叶石膏汤

石膏八钱，生研 麦冬四钱 半夏三钱 人参二钱 炙草一钱 鲜竹叶八十一片 粳米三钱

水三杯半，煎二杯，入粳米，煎至米熟，量八分服。

固元汤

人参 炙草 当归各二钱 大枣二枚 炙芪四钱 煨姜一钱

水煎服。

六味地黄丸 白虎汤 麻黄汤加减详见本论

四生丸 治热甚逼血妄行，此方止血兼能行瘀，所以为妙。

生地黄 生艾叶 生侧柏 生荷叶各等分

捣为丸，如鸡子大，每服一丸，以沸汤冲服。

理中汤方见吐泻 上、中、下之血不止，得此便能归经，真神剂也。

黄土汤 治吐血、衄血、下血，妇人血崩之神剂。

灶心黄土八钱 生地 黄芩 白术 阿胶 炙草 附子炮，各一钱五分

水煎服。

余每用去附子，加炮姜八分。

甘草干姜汤 血证服凉药不止者，得此如神。

干姜二钱，炮紫 生甘草四钱

水煎服。

断红丸 治下血久不止。

侧柏叶炒香 续断酒炒，各三钱 鹿茸二具，酥炙

醋煮阿胶为丸，每服四五十丸，乌梅汤、米汤随意下。

当归补血汤见头痛

旱莲丸《种福堂》 治大便下血虚弱者。

旱莲草阴干为末，以槐花煎汤，调炒米粉糊丸，如梧子大，每日服五钱，以人参五分煎汤下，二服即愈。

牛膝酒煎《种福堂》 治男子茎中痛及妇人血结少腹痛。

牛膝一大握，酒煮饮之。

旱莲车前汁《种福堂》 治小便下血。

旱莲草 车前草各等分

将二味捣自然汁，每日空心服一茶杯。

桂扁猪脏饮《种福堂》 治大便下脓血，即日夜数次，数年久病，服之立愈。

雄猪脏一条，洗净 桂圆肉二两 扁豆花鲜、白，四两

将二味捣烂，用白糯米拌和，装入猪脏内，两头扎住，砂锅内烧烂，忌见铁器。然后将人中白炙脆，研末蘸吃，或酱油蘸吃亦可。不论吃粥吃饭，空口皆可吃，吃四五条即愈。

●喘促

小青龙汤见咳嗽

小半夏加茯苓汤 治水饮，咳逆欲呕，眩晕等证。

半夏四钱 生姜五钱 茯苓八钱

水煎服。

葶苈大枣泻肺汤 治支饮阻隔气道，呼吸不利。

大枣十二枚 葶苈二钱，炒研

水二杯，先煎大枣至一杯，分入葶苈煎八分服。

越婢加半夏汤 治气盛痰壅，肺胀上气，目如脱，脉浮大者。

麻黄三钱 半夏二钱 生石膏四钱，研 甘草一钱 大枣二枚半 生姜钱半

水二杯半，先煮麻黄，吹去沫，入诸药，煎八分服，日再。

黑锡丹 治脾肾虚冷，上实下虚，胸中痰饮，或上攻头目，及奔豚上气，两胁膨胀，并阴阳气不升降，五种脚气，水气上攻，或卒暴中风，痰潮上膈等证。

黑铅 硫黄各三两，同炒结砂，研至无声为度 沉香 胡芦巴 熟附子 肉桂各五钱 茴香 破故纸 肉豆蔻 木香 金铃子去核，各一两

上共为末，酒煮，面糊丸，梧子大，阴干以布袋擦令光莹，每服四十丸，姜汤下。

真武汤见上噎嗝 **桂苓甘术汤** **肾气丸**即桂附八味丸。俱见上痰饮

四磨饮 治诸喘。

人参 沉香 乌药 槟榔各等分

四味磨浓汁，煎沸服。

方用人参泻壮火以扶正气，沉香纳之于肾，而后以槟榔、乌药从而导之，所谓“实必顾虚，泻必先补也”。四品气味俱厚，磨则取其味之全，煎则取其气之达，气味齐到，效如桴鼓矣〔1〕。原注云：送下养正丹甚妙者，以养正丹能缓肾也。安肾丸、八味地黄丸，可代此丹，镇摄归根〔2〕，喘急遄已矣〔3〕。

---

〔1〕效如桴（fú 浮）鼓：指药与病相应，见效迅速。桴，击鼓杖，亦称枹鼓。

〔2〕镇摄归根：肾为气之根，气上逆而喘，治须摄纳气机，归于肾根，为治喘之法。

〔3〕喘急遄（chuán 船）已：遄，往来频数而疾速。这里指喘证很快停止。

苏子降气汤 治上实下虚，痰喘及吐泻等证。

紫苏子二钱，研 前胡 半夏 茯苓 当归 炙草各一钱 沉香 厚朴各五分

加生姜三片，水煎服。

全真益气汤《冯氏锦囊》[1] 治上焦虚热，下焦虚冷，此方清肃在上，填实在下之法。

熟地一两 人参一二三钱或一两，另炖调服 麦冬 牛膝各二钱 冬白术炒三钱 五味七分 附子一钱，须重用

水煎服。

● 哮证

圣济射干丸 治呷嗽咳而胸中多痰，结于喉间，呀呷有声。

射干 半夏各一两 陈皮 百部 款冬花 贝母 细辛 干姜 茯苓 五味子 郁李仁 皂荚去皮子，炙，各五钱[2]

共为末，蜜丸梧子大，空心米饮下三四十丸，一日两服。

● 五淋癃闭

五淋汤 治小便淋涩不出，或尿如豆汁，或成砂石，或为膏汁，或热沸便血。

赤茯苓三钱 白芍 生山栀各二钱 当归 细甘草各一钱四分

水煎服。

〔1〕《冯氏锦囊》：清代冯兆张撰。全书内容丰富，分别介绍内、儿、妇、外科病证证治，收集民间效方亦较多。

〔2〕各：锦章书局本与千顷堂本均无此字，当是作者遗漏，今特补正。

此方用栀、苓治心肺，以通上焦之气，而五志火清；归、芍滋肝肾，以安下焦之气，而五脏阴复；甘草调中焦之气，而阴阳分清，则太阳之气自化，而膀胱之水府洁矣。

补中益气汤见疟疾　**桂附八味丸**见痰饮　**白通汤**方见伤寒　治少阴病下痢者此方主之。

●尤氏治小便不利

滋肾丸一名通关丸　治小便不通、口不渴者。并治肺痿声嘶，喉痹咳血，烦躁等证。

黄柏　知母各一两　肉桂一钱

研末，蜜丸，每服三钱，开水送下。

此方一治小便不通，盖以小便由气化而出，气者，阳也，阳得阴则化，故用知柏以补阴，少佐肉桂以化气。一治肺痿声嘶喉痹等证，盖以前证皆由水衰于下、火炎于上而克金，此时以六味丸补水，水下不能遽生也；以生脉散保金，金不免犹燥也；惟急用黄柏之苦以坚肾，则能伏龙雷之沸火，是谓浚其源而安其流〔1〕。继用知母之清以凉肺，是谓沛之雨而腾之露〔2〕。然恐水火不相入而相射也〔3〕，故益肉桂为反佐，兼以导龙归海，此制方之妙也。

●赤白浊

二陈汤见痰饮

萆薢分清饮　治下元不固，遗精，赤白浊。

〔1〕浚（jùn 峻）其源而安其流：疏通其水源，安排其水流。浚，疏河使深通。
〔2〕沛之雨而腾之露：喻知母清凉润肺，肺居上焦比如云雾之升腾、雨露之沛泽。
〔3〕相射：指相激，不调和。

川萆薢三钱　石菖蒲　乌药　益智　甘草各一钱半

水煎，入盐三分，空心服，日二服。

将军蛋方《种福堂》　治赤白浊，兼治梦遗。

生大黄三分，研末　生鸡子一个

将鸡子顶尖上敲破一孔，入大黄末在内，纸糊炊熟，空心吃之，四五朝即愈。

龙牡菟韭丸《种福堂》　治色欲过度，精浊、白浊，小水长而不痛，并治妇人虚寒，淋带崩漏等证。

生龙骨水飞　牡蛎水飞　生菟丝粉　生韭子粉

上四味各等分，不见火，研细末，干曲冷水调浆为丸，每服一钱，或至三钱，晚上陈酒送下，清晨服亦可。

蚕沙黄柏汤《种福堂》　治遗精白浊有湿热者。

生蚕沙一两　生黄柏一钱

二味共研末，空心开水下三钱，六七服即愈。

白果蛋方《种福堂》　治白浊。

用头生鸡子一个，开一小孔，入生白果肉二枚，放饭上蒸熟，每日吃一个，连吃四五次即愈。

龙骨韭子汤《种福堂》　治遗精滑泄。

白龙骨一两，研末　韭子炒，一合

上为末，空心陈酒调服三钱。

小菟丝石莲丸《种福堂》　治女劳，夜梦遗精白浊，崩中带下诸证。

菟丝子五两，酒浸研　石莲肉二两　白茯苓一两，蒸

共为细末，山药糊为丸，桐子大，每服五十丸，加至一百丸，或酒或盐汤空心送下。如脚无力，木瓜汤晚食前再服。

龙莲芡实丸《种福堂》　治精气虚，滑遗不禁。

龙骨　莲须　芡实　乌梅肉

各等分为末，用山药丸如小豆大，每服三十丸，空心米饮下。

芦根白酒汤　治白浊。

新鲜芦柴根一把，白酒浆煎服。

胞转方《千金翼》　治丈夫、女子胞转不得小便八九日者。

滑石二斤　寒水石一两，研　葵子一升

以水一斗，煮五升，服尽即利。

牛膝膏　治死血作淋。

桃仁去皮尖　归尾各一钱　牛膝四两，酒浸一宿　白芍　生地各一两五钱

水十钟，微火煎至二碗，入麝香少许，四次空心服。如夏月，用凉水浸换此膏不坏。

四君子汤　六味丸　封髓丹　桂附八味丸

● 呕吐哕呃

二陈汤方见痰饮　加生姜四钱为主，变时法为神奇，其效无比。

通草橘皮汤《千金》　治伤寒胃热呕逆。

通草二钱　橘皮一钱五分　粳米一撮　生芦根汁一杯[1]

水煎热服。

去通草、橘皮，加竹茹、生姜汁，《千金》名芦根饮，治伤寒后呕哕、反胃、干呕。

丹溪云："凡呕家禁服瓜蒌实、桃仁、莱菔子、山栀，一切有油之物，皆犯胃作呕。"景岳云："呕家亦忌苍术，以其味不纯而动呕也。"

〔1〕一杯：千顷堂版本芦根汁作半杯，此剂量从锦章书局本。

● 吞酸

左金丸　怒动肝火，逆于中焦，其证口苦脉弦，胁及小腹胀满，或痛发则身热气逆是也。

黄连六两　吴茱萸一两

粥为丸，椒目大，每服三十丸，白汤下。

连理汤即理中加黄连　**小柴胡**见疟疾　**平胃散**见伤寒　**人参白虎汤**即白虎加人参　**调胃承气汤**　**肾气丸**即桂附八味丸

● 三消

六味地黄汤见厥证　用一斤，加五味子、肉桂各一两，水煎冷服。

实证诸方

承气汤　**大柴胡汤**俱见伤寒　**防风通圣散**见中风　**还魂汤**见厥证

四顺清凉饮　通大便而不伤元气。

当归　大黄　黄芩　甘草各等分

水煎服。

●积聚痞气奔豚方

加味平胃散　治积气痞块、癥瘕等证。

苍术　陈皮　厚朴　甘草　瞿麦　麦芽　川芎各五钱　沉香　木香各一钱五分　大黄酒浸三两

共为末，每服三钱，姜汤下，忌油腻动风之物及房事一月。药须黄昏服，勿食晚饭，大小便见恶物为度。加减详本论。

金匮奔豚汤　治奔豚往来寒热，气上冲胸腹痛。

炙草　川芎　当归　黄芩　白芍各二钱　半夏　生姜各四钱　生葛根五钱　李根白皮三钱

水三杯，煎八分服。

上升下降，无论邪正之气，未有不由少阳，以少阳为阴阳之道路也，阴阳相搏，则腹痛。方中有芎、归、芍药以和阴，生姜以通阳，又有半夏安胃，甘草益脾，分理阴阳之交争，而腹痛可愈矣。气升则热，方中有李根白皮以降之；气降则寒，方中有生葛根以升之；升降得宜，而寒热可愈矣。且黄芩一味，为少阳专药，观《伤寒论》大、小柴胡等汤，皆用此味，可知千变万化中，按定六经之法，不逾一黍也[1]。

理中汤

● 癫狂痫

磁朱丸 治癫、狂、痫及耳鸣、耳聋如神。又治目内障及“神水”散大等证[2]，为开瞽第一品方[3]。

磁石二两 朱砂一两 神曲三两，半生半炒

蜜炼丸，每服三钱，以开水送下。

按：磁石宜生用，朱砂若煅炒则杀人。磁石黑色入肾，朱砂赤色入心，水能鉴，火能烛[4]，水火相济，则光华四射矣。然目受五脏之精，精禆于谷，神曲能消五谷，则精易成矣，故为明目之神方。其治耳鸣耳聋者，亦以镇坠之功能制虚阳之上奔耳。柯韵伯谓：“治癫痫之圣剂，盖取二石交媾水火，神曲推陈致新，从中焦以转运其气于上下也。”

滚痰丸见痰饮 **金匮风引汤**见中风

舒筋保肝散 治左瘫右痪，筋脉拘挛，身体不遂，脚腿少力，干湿脚气，及湿滞经络，久不能去，宣导诸气。

木瓜五两 萆薢 五灵脂 牛膝酒浸 续断 白僵蚕炒 松节 芍药 乌药 天麻 葳灵仙 黄芪 当归 防风 虎骨酒炒，各一两

---

〔1〕不逾一黍（shǔ 暑）也：这里指按照仲景的六经，不会逾越丝毫。不逾，没有越过。黍，黄米子，或称玉米，一黍亦为古代衡法之较小单位。

〔2〕神水：瞳孔。

〔3〕开瞽（gǔ 古）：这里指开明视力。瞽，目盲。

〔4〕水能鉴，火能烛：指磁石黑色属水，朱砂赤色属火。全句比喻水光能鉴察，火光能照耀，水火能既济，耳目得聪明。鉴，镜。《左传》“光可以鉴”，水光可鉴。烛，光，照。《汉书》“日月所烛”，赤火如烛。

止用无灰酒一斗，浸上药二七日，紧封扎。日足取药，焙干，捣为细末，每服二钱，用浸药酒调下，酒尽用米汤调下。

喻嘉言曰："此治风湿搏结于筋脉之间，凝滞不散，阻遏正气，不得通行之方。"

● 伤食

平胃散　治脾胃不调，心腹痞满，吞酸嗳腐，泻痢，瘴疟，不服水土等证。

苍术三钱，炒　陈皮　厚朴各二钱，炒　炙草一钱

加生姜五片，水煎服。

瓜蒂散　宿食在上脘，用此吐之，所谓"在上者，因以越之也"。

瓜蒂炒　赤豆煮，等分

上为细末，以豉七合，煮汁和散一匕服。一法温浆水调服一钱匕，取吐为度。

三一承气汤见上瘟疫

● 伤酒

葛花解酲汤　治酒病呕逆，心烦，胸满不食，小便不利。

青皮三分　木香五分　橘红　人参　猪苓　茯苓各一钱半　神曲　泽泻　干姜　白术各二钱　白蔻仁　砂仁　葛花各五钱

上为极细末，每服三钱，白汤调服，但得微汗，则酒病去矣。

罗谦甫云[1]："夫酒者，大热有毒，气味俱阳，乃无形之物也。若伤之，止当发散，使汗出则愈，最妙法也。其次莫如利小便，二者乃上下分消其湿，

〔1〕罗谦甫：名天益，元代医学家，河北正定人，曾从李杲学医，撰有《卫生宝鉴》。

何酒病之有？”今之治此者，乃用酒证丸大热之剂下之，又用牵牛、大黄下之，是无形元气病，反伤有形阴血，乖误甚矣！

五苓散方见吐泻加减，详本论

●久服地黄暴脱

通脉四逆汤见伤寒论　**术附汤**见自汗

●室女闭经

归脾汤见怔忡加减，详本论　**当归龙荟汤**见胁痛

●祟病

却邪汤方见本论

痧证治法详本论

虚证诸方

● 伤寒

理中汤　**附子汤**　**炙甘草汤**俱见伤寒

● 虚劳

理中汤　**甘草干姜汤**　**小青龙汤**加减详本论　**小柴胡汤**加减详本论　**桂附八味丸**见痰饮　**小建中汤**即桂枝汤倍芍药加饴糖

黄芪建中汤　治诸虚里急。

生白芍四钱　大枣三枚　炙甘草一钱五分　生姜　小桂枝　炙芪各二钱

水煎去渣，入饴糖四钱，烊服。气短胸满，加生姜；腹满，去枣加茯苓，及疗肺气虚诸不足；补气加半夏。

二加龙骨汤　治虚劳诸不足，男人失精，女人梦交及浮热汗出。

生白芍　生姜　生龙骨各三钱　生牡蛎四钱，研　炙草　白薇各二钱　炮附子一钱　大枣四枚

水煎服。

复脉汤一名炙甘草汤，见伤寒

治诸虚不足，汗出而闷，脉结悸，行动如常，不出百日，危急者十一日死。此治血脉空竭力乏。用之所以利血，凡脉见结悸者，虽行动如常，不出百日必死，若复危急，不能行动，则过十日必死。语极明白，以前解者多误。

喻嘉言曰："此仲景治伤寒脉结代、心动悸、邪少虚多之圣方也。《金匮》不载，以《千金翼》常用此方治虚劳，则实可征信，是以得名为《千金方》也。虚劳之体，多有表热夹其阴虚，所以本论汗出而闷，表之固非，即治其

阴虚亦非，惟用此方，得汗而脉出热解，俾其人快然，真圣法也。但虚劳之人，胃中津液素虚，匪伤寒暴病，邪少虚多之比[1]。桂枝、生姜分两之多，服之津液每随热势外越，津既外越，难以复收，多有淋漓沾濡一昼夜者[2]，透此一关，亟以本方去桂枝、生姜二味，三倍加入人参，随继其后，庶几津液复生，乃致荣卫盛而诸虚复，岂小补哉！”

孙男心典按：虚劳治法，舍建中别无生路。又有一种脾阳不亏，胃有燥火，当从时贤养胃阴诸法。叶天士云：“太阴湿土得阳始运，阳明阳土得阴自安，以脾喜刚燥，胃喜柔润也。”愚于此法，又悟出无数法门，此下所列之方，俱宜深考。

叶氏养胃方　治胃虚少纳谷，土不生金，音低气馁。

麦冬　生扁豆　玉竹　甘草　桑叶　沙参

此方生谷芽、广陈皮、白大麦仁、石斛、乌梅俱可加入。燥极加甘蔗汁。

叶氏方　治阴虚盗汗，不用当归六黄汤，以其味苦，不宜于胃也。此方用酸甘化阴法。合前加减大建中汤辛甘化阳法，可悟用药之妙。

人参　熟地　五味　炙草　湖莲　茯神

水煎服。

又方

《经》云：“形不足者，温之以气；精不足者，补之以味。”纳谷如常，而肌肉日削，当以血肉充养。

牛骨髓　羊骨髓　猪脊髓　湖莲　茯神　枸杞　当归　芡实

水煎服。

---

〔1〕匪伤寒……之比：非伤寒证所可比拟。

〔2〕沾濡一昼夜：指汗多如雨之渍溉一昼夜。沾濡，喻汗出如注。

又方

治肉消脂涸，吸气喘促，欲咳不能出声，必踞按季胁，方稍有力，寐醒喉中干涸，直至胸脘，此五液俱竭，法在不治，援引人身膏脂，为继续之计。

鲜河车按：此味不可用　人乳汁　真秋石　血余灰

阴虚阳浮，宜用介以潜阳之法。六味丸减丹、泽加秋石、龟胶、牡蛎、湖莲之属，如有用海参胶，淡菜胶及燕窝之类，皆是此意。

孙男心典按：虚极之候，非无情草木所能补。如肉削之极，必须诸髓及羊肉胶之类；阴中之阴虚极，必须龟胶、人乳粉、牡蛎、秋石、麋茸之类[1]；阴中之阳虚极，必须鹿角胶、鹿茸、黄犬外肾之类。一隅三反。

黑地黄丸　治阳盛阴衰，脾胃不足，房室虚损形瘦无力，面多青黄而无常色，此补肾益胃之剂也。

苍术一斤，酒浸　熟地一斤　五味子半斤　干姜秋冬一两，夏五钱，春七钱

上为末，枣肉炼丸，梧子大，用米汤送下百丸，治血虚久痔正妙，此治脱血、脾寒之圣药。

● 怔忡惊悸、健忘同治

都气丸六味丸加五味子一两，方见上厥证

归脾汤　治心脾血虚，怔忡健忘，汗多食少，大便或溏或秘，不寐，吐血、下血，妇人经水不调等证。

人参　白术　炙黄芪　茯神　当归　酸枣仁炒黑，研　龙眼肉各二钱　炙草　木香　远志各五分，去骨

水煎服。

---

〔1〕麋茸：麋，壮大之鹿；茸，为牡者之茸。

小半夏加茯苓汤　茯苓桂枝甘草大枣汤　桂枝加桂汤俱见伤寒　**真武汤　奔豚汤**

●痿证

虎潜丸　治痿神方，及诸虚不足，腰腿疼痛，行步无力等证。

黄柏　知母　熟地各三两　龟板四两，炙　白芍　当归　牛膝各一两　虎胫骨酥炙　锁阳　陈皮各一两半　干姜五钱

研末，酒煮羯羊肉一斤，切片微火焙，研末和上诸药，炼蜜为丸，梧子大，每服五十丸，姜汤、盐汤、酒，随意送下。

●遗精

封髓丹

黄柏盐水炒，三两　炙甘草七钱　砂仁一两

研末，炼蜜丸，如梧子大，每服三钱，淡盐汤送下。一本肉苁蓉五钱去甲，酒浸一宿，次日以水煎三四沸送下。

此方用黄柏为君，以其味性苦寒，苦能坚肾，肾职能坚，则阴水不虞其泛溢；寒能清肃，秋令一至，则龙火不至于奋扬；水火交媾，精有不安其位者乎？佐以甘草，以甘草能缓急，泻诸火与肝火之内烦，且能使水土合为一家，以妙封藏之固。尤妙以砂仁为引导，《内经》云：“肾苦燥，急食辛以润之。”今用砂仁之辛，通三焦，达津液，能纳五脏六腑之精而归于肾，肾家之气纳，肾中之髓自藏矣。

温胆汤骆氏《内经拾遗》云：“癫狂之由，皆是胆涎沃心，故神不守舍，理宜温胆，亦治癫病。”

半夏　茯苓　陈皮　炙草各一钱　竹茹二钱　枳实八分

加姜枣水煎。

沈芊绿云[1]："心藏神，肝藏魂，肾藏精。梦中所主之心，即心之神也；梦中所见之形，即肝之魂也，梦中所泄之精，即肾之精也。要之，心为君，肝肾为相，未有君火动而相火不随之者。当先治其心火而后及其余，宜黄连清心饮、茯神汤加减。"

黄连清心饮

黄连　生地　甘草　当归　人参　茯神　枣仁　远志　莲子

水煎服。

茯神汤

茯神　远志　菖蒲　茯苓　黄连　生地　人参　当归　甘草　莲子　枣仁

水煎服。

文蛤津脐膏《种福堂》　治遗精。

文蛤研细末

以女儿津调贴脐上，立止。

思仙丹《种福堂》　治阴虚火动、夜梦遗精神方。

莲须十两　石莲肉十两，去内青并外皮　芡实十两，去壳

上为末，再以金樱子三斤，去毛子。水淘净，入大锅内水煎，滤过再煎，加饴糖，和匀前药，丸如梧子大，每服七八十丸。

桂枝龙骨牡蛎汤方见《金匮》　治男子失精，女人梦交。

孙男心典按：多梦者，神气外浮，龙为天地之神，故龙骨最能补神而治妄梦，合之牡蛎之咸寒，必能引火归原，以此汤主之。如阳遗而泄者，加莲子心一钱，生枣仁二钱，能补肾摄精，最为神妙。

〔1〕沈芊绿：名金鳌，晚号尊生老人（1717—1776）。清代医学家，江苏无锡人，著有《沈氏尊生书》，流传较广。

温胆汤 即二陈汤加竹茹三钱，枳实八分。

二加龙骨汤见虚痨 **四君子汤**加减详本论

● 遗溺

补中益气汤见疟疾

● 房劳伤寒

通脉四逆汤见心腹痛 **黄连阿胶鸡子黄汤**见中风

竹皮汤

鲜刮竹皮二两六钱

上一味，以水二杯，煎一杯服。

素盛诸方

九制苍术散　治肥人多湿痰盛，久服成地仙。喻嘉言《寓意草》有论。

茅山苍术十斤，米泔水浸一宿，去皮切片，以黑芝麻伴，九蒸九晒

上为末，每服二三钱枣汤下，一日两服。

防风通圣散见中风　**二陈汤**见痰饮　**乾坤得一丸**即药肆所卖，未制大黄为丸。今新易此名

素衰诸方

人参养荣汤　治气血两虚，生出诸病，不可名状，不论其证，不论其脉，但服此汤，诸证俱愈。

生白芍一钱五分　当归　人参　白术　炙黄芪　茯苓　炙草　肉桂　陈皮各一钱　远志去骨　五味子各五分　熟地七分五厘

加生姜三片，枣三枚，水煎服。

归脾汤见怔忡

还少丹脾肾双补之方　治虚弱百病，为时常调养之良剂也。

熟地　山茱肉　山药　茯苓　枸杞　肉苁蓉　杜仲　远志去骨　牛膝　枳实　巴戟天去骨　楮实　小茴香　五味子各二两　石菖蒲一两　大枣二十枚

先以姜煮大枣，去皮核捣膏，炼蜜丸梧子大，每服三钱，淡盐汤送下，日二服。

六味丸　八味丸

十味补心汤张心在新定丸散饮膏，随人所入

茯神八两，专补心　枣仁炒黑　当归二味自肝补心[1]　龙眼肉捣膏　茯苓二味自肝补心　人参　麦冬二味自肺补心　熟地虑其滞者以巴戟天代之　远志去骨，二味自肾补心，以上各四两　香附四制，三两，通行经络，以达五脏之气

炼蜜丸如桐子大，每服三钱，米汤下，日二服。

《经》曰“主明则下安”，以此养心则寿。所谓主者心也，主为一身之主，耳、目、口、鼻、四肢通体，无一不待其使令。心如海内之大君，四脏如四

〔1〕当归：锦章版本无当归而有黄连，此从千顷堂本。

方之侯伯[1]，乾纲克振[2]，而天下皆安，其大彰明较著者也。诸家亦讲补法，或偏救四脏之一，不专补心，久服增气而成病，若能一于补心，则有利而无弊。遍阅方书，惟天王补心丹，以补心名，而用药驳杂，不如此方补一脏而五脏交补。方中专补心者，茯神一味，余药则因四脏以补，如四方诸侯，皆出所有以贡天子。以补心为补药之主，果病在他脏，则他脏之补药，已具方中，便可借心脏之精气相助，不患其偏，总使心君操纵有权，四方上下安和，太平之象，可坐致也。尤妙在香附，通行十二经八脉，气分为之转输，不使滞于一处而偏胜，且能兼益六腑也。

〔1〕四方之侯伯：古天子以下各诸侯国分为等级，皆受天子节制。这里指五脏以心为最高君主，他脏皆受心主宰。

〔2〕乾纲克振：这里指心脏之君主权力能够振作。乾纲，君权。克，能。《礼记》："克明峻德。"

卷八

补遗并外备诸方并附女科

● 补遗并外备诸方

桂枝芍药知母汤　治诸肢节疼痛，身体尪羸，脚肿如脱，头眩气短，嗢嗢欲吐。

附子　芍药　甘草　麻黄各三钱　桂枝　白术　知母　防风各四钱　生姜五钱

上九味，以水二杯半，煎八分服，日夜三服。

用桂枝汤去枣加麻黄，以助其通阳；加白术、防风，以伸其脾气；加附子、知母，以调其阴阳；多用生姜以平其呕逆。

资寿解语汤　治中风脾缓，舌强、不语、半身不遂，与地黄饮子同意，但彼重在肾，此重在脾。

羌活五分　防风　附子　羚羊角　天麻　酸枣仁各一钱　肉桂八分　炙甘草五分

水二杯，煎八分，入竹沥五钱，生姜汁二钱调服。

喻嘉言治肾气不萦于舌本，加枸杞、首乌、天冬、菊花、菖蒲、元参。

清暑益气汤暑，热也。肺主气，热甚则气泄；如暑盛，则金藏也。故清暑必益气，内伤劳倦夏秋当伏。

黄芪汗少减半　苍术泔浸　升麻各一钱　人参去芦　泽泻　橘皮　神曲炒　白术土炒，各五分　麦冬去心　当归身　甘草炙，各三分　葛根　黄柏酒浸去皮，各二分　五味子九粒　青皮去瓤，一分半

水二杯，煎八分，食远服。

近效白术汤　治风虚，头重，眩苦，及不知食味，暖肌，补中益精气。

白术四钱　附子一钱五分　甘草一钱

加生姜二片，红枣二枚，水煎。

喻嘉言曰："此方治肾气空虚之人，外风入肾，恰似乌洞之中，阴风惨惨，昼夜不息。风挟肾中浊阴之气，厥逆上攻，其头间重眩之苦，至极难耐，兼以胃气亦虚，不知食味，故方中全不用风门药，但用附子暖其水脏，白术、甘草暖其土脏，水土一暖，则浊阴之气尽趋于下，而头苦重眩及不知食味之证除矣。其云益精气者，以既知食味，自能多食，精生于谷也。"

温脾汤　治锢冷在肠胃间，泄泻腹痛，宜先取去，然后调治，不可畏虚以养病也。

附子　干姜　甘草　桂心　厚朴各二钱　大黄四分

水二杯，煎六分服。

喻嘉言曰：许叔微制此方，深合仲景以温药下之之法。方中大黄一味，不用则温药必不能下，而久留之邪，非攻不去。多用恐温药不能制，而洞泄或至转剧，裁酌用之，真足法矣。

鸡矢醴　治臌胀。

鸡矢干者五合，山间者良

上为细末，每服五钱，食后酒调下。

百合汤　治解㑊之神剂也。

百合

用水二杯，煎八分，不拘时服。

保生无忧散 妇人临产，先服一二剂，自然易生，或遇横生倒产，连日不生，服二三剂神效。

菟丝子一钱五分 当归酒洗，一钱五分 川芎一钱三分 白芍药一钱二分，冬月只用一钱 甘草五分 荆芥穗八分 生黄芪八分 厚朴姜汁浸，七分 枳壳六分 艾叶五分 真贝母一钱五分，去心 羌活五分

上十二味依方修合，另将川贝研细末，候药煎好，冲入同服，引用生姜三片，空心服。

此方全用撑法，当归、川芎、白芍养血活血者也，厚朴去瘀血者也，用之撑开血脉，俾恶露不致填塞；羌活、荆芥疏通太阳，将背后一撑，太阳经脉最长，太阳治，则诸经皆治；枳壳疏理结气，将面前一撑，俾胎气敛抑，而无阻滞之虞；艾叶温暖子宫，撑动子宫，则胞胎灵动；贝母、菟丝最能滑胎顺气，将胎气全体一撑，大具天然活泼之趣矣；加黄芪者，所以撑扶元气，元气旺，则转动有力矣；生姜通神明，去秽恶，散寒止呕，所以撑扶正气，而安胃气；甘草协和诸药，俾其左宜右有[1]，而全其撑法之神也。此方人多不得其解，程山龄注独超，故全录之。

失笑散 治产后心腹绞痛欲死；或血迷心窍，不省人事；或胞衣不下。并治心痛，血滞作痛。

蒲黄 五灵脂各等分

生研，每服三钱，酒煎服。

黄芪六一汤 治气虚，口渴不止。

黄芪炙，六钱 炙草一钱

〔1〕左宜右有：《诗经》“左之左之，君子宜之；右之右之，君子有之”。这里指药病相适，无所不宜，无所不有。

水煎服。

生化汤 治产后瘀血不行，腹痛等证。

当归三钱 川芎二钱 炮姜八分 桃仁二十四粒 炙草一钱

水煎服。瘀血不行，加红花一钱；伤风口痉，加荆芥穗三四钱，益母草三钱，水煎服。

七味白术散 治小儿吐泻及一切口渴不止。

人参 白术 茯苓 炙草 藿香 木香各一钱半 干葛三钱

共为末，每服三五钱，白汤调下，或水煎服。

加味芎归汤 治妇人难产，交骨不开。

川芎三钱 当归身五钱 龟板三钱，生研 妇人生过男女顶门发烧如鸡子大

水三杯，煎八分服，如人行五里路即生。

此方去龟板、头发，名佛手散，能安胎，去死胎。

香薷丸 治水肿。

干香薷一斤 白术七两

先将白术为末，后浓煎香薷汁为膏，和丸，如梧子大，饮服十丸，日夜四五服，利小便良。

又外台香薷丸 以香薷五十斤，水熬膏，令可丸，如梧子大，每服五十丸，日三，加之，以利小便为度，无所忌。

金匮防己茯苓汤 治皮水，此证因肺闭则水不下而泛溢皮肤，状与风水相似，但不恶寒为度。

防己 黄芪 桂枝各三两 茯苓六两 甘草二两

水六升，煮取三升，分温服。

崔氏疗大腹水肿上气，小便赤涩，颈脉动，不卧方。

苦葶苈五两，炒 杏仁二两，炒黄 大枣四十枚，饭上蒸，去皮核

分捣合治为丸，如枣核大，空心服八丸，日晚食消，再服五丸，米饮下。

三日后，平旦服五丸，晚服三丸。

时法治气喘咳嗽不已，可代十枣汤。

《金匮翼》云："吐血不止，将本人血，磁锅焙干为末，每服一钱二分，以参麦汤调下即止。"

《金匮翼》云："凡吐粉红色痰涎，是肺络损伤而血渗也。治以鲜藕、白糯米、红枣三物煎汤，频频服之，久自愈。此方系正白旗迟维新所授，用之最良。"

肠痔下血方

木耳五钱，浸一宿，洗净

空心生食，禁茶汤半日，三服必愈，但不能除根耳。

磁石丸 治膏淋，膏淋者小便浊。

磁石 肉苁蓉酒浸，切焙 泽泻 滑石各一两

上为末，蜜丸梧子大，每服三十丸，温酒下，不拘时服。如脐下妨闷，加沉香一钱以行滞气。

鹿茸散 治下元虚惫，小便溺血，日夜不止。

鹿茸酒洗去毛，酥炙令黄 生地黄焙 当归焙，各三两 蒲黄一合 冬葵子炒，四两半

上为极细末，每服三钱匕，空心温酒调服，日二。一方炼蜜为丸如梧子大，每服二十丸，食前炒盐汤下。

柴胡梅连散 治骨蒸劳热，久而不愈，三服除根。

柴胡 人参 黄芩 甘草 黄连 当归 白芍各五钱

上为末，每服三钱，童便一盏，乌梅一个，猪胆汁五匙，猪脊髓一条，韭根半钱，水一钟，同煎至七分，去渣温服无时。原方有前胡，无人参、黄芩、甘草、当归、芍药，余盖从柴胡饮子增入，以备补虚泻热之用，去前胡者，不欲重散也。

凉膈散　治上焦积热，烦躁、面赤、头昏、咽痛、喉痹、口疮、颊肿、便溺闷赤、谵妄、睡卧不安。一切风壅。

薄荷　连翘　黄芩　栀子　甘草各一两半　大黄　芒硝各半两

上末，每服二三钱，加竹叶七片，蜜三匙煎，食后服。与四物各半服，能益血泄热，名双和散。《本事》加赤芍、干葛，治诸热病，屡效。

《玉机》云[1]：轻者宜桔梗汤，本方去硝、黄加桔梗，舟楫之品，浮而上之，去胸中无形之热，且不犯中、下二焦也。

十枣汤　治水饮作痛，峻剂不可轻用。

大戟　芫花炒　甘遂各等分，研末

用大枣十枚，水二杯，煎七分，去渣，入药方寸匕约有七分服。次早当下，未下，再一服。服后体虚，以稀粥调养。

栝蒌薤白白酒汤　治胸痹喘息，咳唾胸背痛，寸沉迟、关上小紧。

栝蒌连皮子捣，五钱　薤白如干者，用三钱，生者，用六钱

白酒三杯，煎八分服。加半夏二钱，名栝蒌薤白半夏汤，治胸痹不得卧，心痛彻背。

薯蓣丸[2]　治虚劳诸不足，风气百疾。

薯蓣三十分　茯苓　柴胡　桔梗各五分　白术　芍药　防风　芎䓖　麦冬　杏仁各六分　阿胶　人参各七分　干姜　甘草各二分　白蔹二分　干地黄　当归　桂枝　神曲　豆黄卷各十分　大枣百枚

上二十一味，末之，炼蜜和丸如弹子大，空腹酒服一丸，一百丸为剂。

魏念庭曰[3]：人之元气在肺，人之元阳在肾，既剥削，则难于遽复矣，

---

〔1〕《玉机》：《玉机微义》，原名《医学折衷》。明代徐彦纯著。

〔2〕薯蓣：即淮山之别名。

〔3〕魏念庭：名荔彤，清代柏乡县人。著有《内经注》《伤寒本义》《金匮本义》《金匮要略方论本义》等书。

全赖后天之谷气资益其生。是荣卫非脾胃不能通宣，而气血非饮食无由平复也。仲景故为虚劳诸不足而兼风气百疾，立此薯蓣丸之方法。中以薯蓣为主，专理脾胃，上损下损，至此可以撑持；以人参、白术、茯苓、干姜、豆黄卷、大枣、神曲、甘草助之，除湿益气，而中土之令得行矣；以当归、芎䓖、芍药、地黄、麦冬、阿胶养血滋阴；以柴胡、桂枝、防风去邪散热；以杏仁、桔梗、白蔹下气开郁。惟恐虚而有热之人，滋补之药，上拒不受，故为散其邪热，开其逆郁，而气血平顺，补益得纳，为至当不易之道也。

大黄䗪虫丸　治五劳、虚极羸瘦腹满，不能饮食，食伤、忧伤、房室伤、饥伤、劳伤、经络荣卫伤，内有干血，肌肉甲错，目黯黑。缓中补虚。

大黄十分，蒸　黄芩二两　甘草三两　桃仁　杏仁　虻虫各一升　芍药四两　干漆一两　干地黄十两　水蛭　蛴螬各一百枚　䗪虫半升

上十二味，末之，炼蜜和丸，小豆大，酒服五丸，日三服。

尤氏曰：风气不去，则足以贼正气，而长生不荣，故薯蓣丸为要方；干血不去，则足以留新血，而渗灌不周，此丸为上剂。

愚按：此丸从《内经》四乌鲗一芦茹丸悟出，但不如四乌鲗一芦茹丸之平易近人也。

防己黄芪汤　治风水脉浮、身重、汗出、恶风。

防己　黄芪各三钱　炙草三钱五分　白术二钱　生姜四片　大枣一粒

水二杯，煎八分服。服后如虫行皮中，从腰下如冰，后坐被上，又以一被绕腰下，温令微汗瘥。喘者加麻黄，胃中不和者加芍药，气上冲者加桂枝。

附子粳米汤　治腹中寒气，雷鸣切痛，胸胁逆满呕吐。

附子二钱，制　半夏四钱　炙草一钱　粳米五钱，布包　大枣二枚

水三杯，煎八分温服，日夜作三服。

大黄附子汤　胁下偏痛，发热脉紧弦者。

大黄三钱　附子三钱　细辛二钱

水二杯，煎八分服。

桂枝新加汤 治发汗后身疼痛、脉沉迟者。

桂枝 人参各三两 甘草二两，炙 大枣十二枚 生姜 芍药各四两

上六味，以水一斗二升，微火煮取三升，去渣，分温服一升，余如桂枝汤法。

大柴胡汤 治太阳病未解便转入阳明，大便不通，热实心烦，或寒热往来，其脉沉实者，以此方下之。

芍药 黄芩 枳实各三钱 柴胡八钱 半夏 生姜各五钱 大枣四枚

上七味，以水二杯，煮取杯半，去渣，再煎八分，温服，日三服。一方用大黄二钱，若不加大黄恐不为大柴胡汤也。

桃仁承气汤 治太阳病不解，热结膀胱，其人如狂，血自下者愈。其外不解者，尚未可攻，当先解外，外已解，但小腹急结者乃可攻之。

桃仁十七个 大黄四钱 甘草二钱 桂枝二钱 芒硝二钱

上五味，以水二杯半，煮取一杯，去渣纳芒硝，更上微火，至八分温服，日三服，当微利。

小承气汤 治阳明病潮热，大便难，脉沉而滑，乃内实腹痛者。

大黄四钱 厚朴二钱，去皮 枳实三钱，炙

上三味，以水二杯，煎八分，温服，日二服，初服汤当更衣，不尔者，再饮之，若更衣者，勿服之。

大承气汤 治阳明病大实大满，大便不通，腹痛大热，其脉沉实者，此方主之。

芒硝三合，《内台》方三两 大黄四两，酒洗 枳实五枚，炙 厚朴半斤，去皮，炙

上四味，以水一斗，先煮枳朴，取五升，去渣纳大黄，煮取二升，去渣，纳芒硝，更上微火一两沸，分温再服，得下，余勿服。

调胃承气汤 治汗后，恶热谵语、心烦、中满、脉浮者主之。

大黄四两，去皮晒洗　甘草二两，炙　芒硝半斤

上三味，㕮咀，以水三升，煮取一升，去渣纳芒硝，更上火微煮令沸，少少温服之。

按：张宪公云，“承者，以卑承尊，而无专成之义。天尊地卑，一形气也，形统于气，故地统于天，形以承气，故地以承天。胃、土也，坤之类也；气、阳也，乾之属地。胃为十二经之长，化糟粕，运精微，而成传化之府，岂专以块然之形，亦惟承此乾行不息之气耳。汤名承气，确有此义，非取顺气之义也”。宪公此解超出前人，惜其所著者《伤寒类疏》未刊行世。宪公讳孝铭，古吴人也。

半夏泻心汤　治伤寒五六日，呕而发热者，柴胡证俱在，而以他药下之，复与柴胡汤，此虽以下之不为逆，必蒸蒸而振，却发热汗出而解。若心下满而鞭痛者，此为痞，柴胡不当与之，宜此方主之。

半夏半斤，洗　黄芩　干姜　甘草　人参各三两　黄连一两　大枣十二枚

上七味，以水一斗，煮取六升，去渣再煎，取三升，温服一升，日三服。

大黄黄连泻心汤　治伤寒大下后复发汗，心下痞，按之濡，其脉关上浮紧者，此方主之。若有恶寒者，表未解也。宜先解表，然后攻痞。

大黄二两　黄连一两

以麻沸汤二升渍之，须臾绞去渣，分温再服。

附子泻心汤　治心下痞而复恶寒。

大黄二两　黄芩　黄连各一两　附子一枚，泡去皮，破，别煮取汁

上四味切，三味以麻沸汤二升渍之，须臾绞去渣，纳附子汁，分温再服。

生姜泻心汤　治伤寒解后胃中不和，心下痞鞕，干噫食臭，胁下有水气，腹中雷鸣下利者。

生姜四两　半夏半斤　人参三两　干姜一两　黄芩三两　甘草三两　大枣十二枚　黄连一两

上八味，以水一斗，煮取六升，去渣再煎，取三升，温服一升，日三服。

甘草泻心汤 治伤寒中风，医反下之，其人下利，日数十行，谷不化，腹中雷鸣，心下痞鞕而满，干噫，心烦不得安，医见其心下痞，谓病不尽，复下之，其痞益甚。此非结热，但胃中虚，客气上逆故也。

甘草四两 黄芩 干姜各三两 半夏半斤 黄连一两 大枣十二枚

上六味，以水一斗，煮取六升，去渣再煎，取三升，温服一升，日三服。

温经汤

吴茱萸三钱 当归 芎䓖 芍药 人参 桂枝 阿胶 甘草炙 丹皮各二钱 生姜三钱 半夏二钱半 麦冬五钱

上十二味，以水三杯，煎至八分，温服。亦主妇人少腹寒，久不受胎，兼治崩中去血，或月水来过多，及至期不来。方中当归、芎䓖、芍药、阿胶，肝药也；丹皮、桂枝，心药也；吴茱萸，肝药亦胃药也；半夏，胃药亦冲药也；麦门冬、甘草，胃药也；人参补五脏，生姜利诸气也；病在经血，以血生于心、藏于肝也；冲为血海也，胃属阳明，厥阴冲脉丽之也。然细绎方意，以阳明为主，吴茱萸用至三钱，驱阳明中土之寒；即以麦门冬用至五钱，滋阳明中土之燥；一寒一热，不使隅偏，所以谓之温也。半夏用至二钱半，生姜用至三钱者，以姜能去秽，而胃气安，夏能降逆，而胃气顺也。其余皆相辅而成，其温之之用，绝无逐瘀之品，故过期不来者能通之，月来过多者能止之，少腹寒而不受胎者，并能治之，神妙不可言矣。

阴挺方 秘授此方，治妇人蚂蚁疮，又名鸡冠疮，俗名下瘩，古名阴挺，今人呼为吃血痨是也。

飞矾六两 铜绿四两 五味 雄黄各五钱 桃仁一两

共研末，炼蜜丸，每丸重四钱，此方内雄黄为衣。

按：妇人有得此证者，不肯声张，以致毒攻脏腑，经脉不调，经闭，永不生育，面黄肌瘦，四肢无力，腰腹疼痛，不思茶饭，咳嗽痰喘，乍寒乍热，自汗盗汗。如有一月至一年之证，不知道者，或用刀割患处，命在旦夕。如遇此证，只用此丹一丸，重者二丸，坐入下部即愈。

驻车丸 治大冷洞痢，肠滑，下赤白如鱼脑，日夜无度，腹痛不可忍者方。

黄连六两 干姜二两 当归 阿胶各三两

上四味为末，以大醋八合烊胶和之，并手丸如大豆，候干，大人饮服三十丸，小儿以意量减，日三。

按：张路玉云，“人身有车，皆附脊而行，以司精气神之运度。羊车属肺分，当在上，以职司化气生精，故位反在下；鹿车属肾分，当在下，以职司化火益气，故位反在中；牛车属脾分，当在中，以职司化味归神，故位反在上；此皆平人之常度也。修真家恶其顺行之性，起灭无常，乃修逆行之道，以为内丹之基。《千金》又以平人失其常度，而患下痢崩脱，良由鹿车过驶，趱动羊车过动，以致精血不藏，牛车过疲，不能随鹿车之驰骤，以致水谷不克。故用干姜以助牛车之健运，黄连以挽鹿车之倾危，阿胶以救羊车之奔迫，当归以理血气之散乱，庶精、气、神各归其统，而无崩脱之虞，且冷痢得干姜可瘳，热痢得黄连可瘥，冷热交错，得姜连可解，阿胶可滋干姜之燥，当归可和黄连之寒，不特为久痢神丹，尤为休息之专药”。

附录 刀枪跌打神方

白附子面粉裹为衣，置火上煨熟 天麻酒炒 防风 白芷 南星酒炒 羌活各等分

上六味，各等分，研细末，敷伤处。伤重者，用童便并老酒四五钱；伤轻者，用酒服二三钱可也。

● 妇人科

妇人之病与男子俱同，惟经之前后，与胎产前后，当另立治法。室女闭经，久必成痨，以天癸正旺，不应愆期也。其证发热咳嗽，及寒热往来，恶疮渐盛。

如脉洪、口渴、便秘者，为实热，宜以四物汤加红花、桃仁、大黄醋炒、乌药、茜草主之；脉虚、口淡、多寒、腰腹痛、大便滑者为虚寒，宜以四物汤加肉桂、人参、大黄、桃仁、干姜主之；二证脉涩，肌肉甲错，将成干血痨者加虻虫、水蛭攻之，但经闭即为血崩之兆，切不可任意攻击，此证类多忧郁思虑、七情过用所致，属虚者十之六七。《内经》云："二阳之病发心脾，有不得隐曲，为女子不月。"宜以逍遥散解肝经之郁，而诸郁俱解；以归脾汤补心脾之血，以治经血之源。景岳逍遥饮心、肝、脾同治，为标本两全之道，服之良久，然后通之。

妇人经闭，照前法。师尼寡妇，寒热往来，脉上鱼际，将成痨瘵，以小柴胡汤加生地主之，或八味逍遥散主之。

妇人经渐迟，是血海虚寒，宜以四物汤加桂、附、吴萸、人参、白术、炙草主之。经渐早，是血海挟热，宜四物汤加黄连、黄芩、阿胶、地榆、甘草主之。

愚按：二证经迟者，用归脾汤加附子、干姜，经早者加丹皮、栀子是也。

薛立斋之捷径[1]

妇人赤白带下，与男子赤白浊同，俱主湿热，宜二陈汤加苍术、白术各二钱，黄柏一钱，牡蛎粉三钱，椿根皮醋炒二钱，乌梅二枚去核主之。亦有用补中益气汤及六、八味丸而愈者，宜察其脉证而消息之。

赤属血，宜加当归醋炒二钱。白属气，宜加黄芪盐水炒，三钱。

妇人经水不调，多不能成孕，宜先审其寒热虚实，及有无忧郁，以调其经，即是种子之法。又肥人恐子宫脂满，不能受胎，宜以四物汤去熟地，加半夏、贝母、香附各二钱，阿胶三钱，天麻一钱主之。瘦人恐子宫干燥，

〔1〕薛立斋：名己，明代医学家，著有《薛氏医案》《中国医学大成》《家居医录》等书。

不能受胎，宜四物汤加人参、麦冬、半夏、桂枝、阿胶各一钱五分，艾叶、吴萸各五分主之。景岳育麟珠为种子良方，不可不知。

堕胎证，丹溪主于脾虚挟火，以胎系于脾，犹钟悬于梁也，故以白术补脾为主；火盛则动其胎气，故黄芩泻火为辅。于是垂其训曰：黄芩、白术为安胎之圣药。《达生篇》遵其法，而立安胎方，服多效。然物虽系于梁，而力则借于栋，巨栋屹然不动，而梁方安，故人之两肾，犹两栋也。如左尺弱，必以六味丸为主；右尺弱，必以八味丸为主；而阿胶、艾叶、续断、五味子之类，于二方随宜加减，应手取效，此赵养葵先生之心法也[1]。大抵三月、五月，胎必应期而堕者，皆是肾虚，必以此法为上。若近时医，必谓丹皮动血、桂枝堕胎，戒而不用。不知庸劣误人，即此等不读书、假小心之辈也。

张石顽曰：举世皆以黄芩、白术为安胎圣药，半夏、桂附为损胎峻剂，孰知反有安胎妙用哉！盖子气之安危，系乎母气之有偏胜与否。若母气多火，得芩连则安，得桂附则危；母气多痰，得苓半则安，得归地则危；母气多寒，得桂附则安，得芩连则危；务在调其偏胜，适其寒温。世未有母气逆而胎得安者，亦未有母气安而胎反堕者。所以《金匮》有怀孕六七月，胎胀、腹痛、恶寒、少腹如扇，用附子汤温其脏者，不可不知。

产前嗽喘肿胀及一切杂证，俱以杂证正法医之，不必谓某药动胎，某药堕胎，疑而不用也。《内经》云："有故无陨"，即此谓也。或以四物汤为主，以护其胎，则所用之药，直入于病，绝无妨碍。观洁古六合、四物汤，凡硝黄之类无所不用，可以观古人之有识有胆也。其方备于《医方集解》末卷[2]，宜熟读之。

---

〔1〕赵养葵：名献可，明代医家，著有《医贯》《内经钞》《素问注》《经络考》《正脉论》等书。赵氏比较强调命门相火的作用。

〔2〕《医方集解》末卷：指第二十二卷，此书为清代汪昂撰。

产妇临盆，以忍痛熟睡为主，分娩自有定时，不妨缓缓以待，切勿听稳婆惊悚之言[1]，如交骨不开，是阴气大虚，宜加味归芎汤主之。方见《女科要旨》。

又方以桃仁一个，劈作两片，一片写“可”字，一片写“出”字，仍合之，以糊粘之，吞下多效。

又：胎，犹舟也；血，犹水也；水满则舟行，如血行太早，则胎干涩而难出，必以十全大补大剂服之；如血未行，以保生无忧散主之。

又：产后腹中疞痛，诸药不效，以手重按稍止者，虚之候，必用峻补法，羊肉汤主之。

催生歌

一乌乌梅三巴巴豆七胡椒，研细末捣烂取成膏，酒醋调和脐下贴，便令母子见分胞。

一产难，密以净纸书本州太守姓名，灯上烧灰，汤调服即产。出《百一选方》。

一小儿逆生，用乌蛇蜕一条，蝉蜕二七个，胎发一团[2]，三味烧为灰，分为二服，温酒调下，并进二服，仰卧霎时，其儿即顺生。或用小针于儿脚心刺三七刺，急用盐少许涂刺处，即时顺生，子母俱活也。出刘敬叔《异苑》[3]。

一灸难产法，张文仲灸妇人横生[4]，先手出，诸般符药不效，灸妇人右脚小趾头尖三壮如小麦大，下火立产。

---

〔1〕稳婆：这里指古之接生妇。

〔2〕胎发：胎儿的头发。

〔3〕《异苑》：书名，共十卷，宋代刘敬叔撰。其书皆多杂学，词旨简淡，后人多引用，亦有裨考证。

〔4〕张文仲：唐代人，撰有《张文仲方》。

产后一切杂证，先以生化汤去瘀生新，嗣以八珍汤大补气血，即有杂证，亦姑置弗论。盖产后挟虚，惟补养气血，气血一复，有邪自然涣解，无邪即见平康。此高鼓峰之说，本于朱丹溪先生，时医多宗此说，姑录之。

生化汤

当归五钱　川芎二钱　炮姜五分　桂仁一钱五分　炙草一钱

水煎服。

又产后中风，牙关紧闭，角弓反张，宜以华佗愈风散治之。

荆芥穗二三两，焙干为末

每用三钱或五钱，酒和童便各半送下。若口噤用一两零，以童便煎好从鼻孔灌之。

产妇乳少，是气血不足，宜猪蹄汤主之。

生黄芪一两　当归五钱　白芷三钱　木通一钱

以猪前蹄二只，煮汁五碗，以二碗半煎药，至八分碗服后偃面卧一时[1]，其乳擦一晌[2]，令人吮之，去渣，再同猪蹄汁煎服。

毓麟珠《景岳》　治妇人气血俱虚，瘦弱不孕。

人参　白术炒　茯苓　芍药酒炒，各二两　川芎　炙草各三两　当归　熟地　菟丝各四两　杜仲酒炒　鹿角霜　川椒炒出汁，各二两

炼蜜丸，如弹子大，每空心嚼服一二丸，用酒或白汤送下，或为小丸吞服亦可。

如经迟腹痛，桂、附、吴萸之类可加；如血热经早，地骨皮、续断之类可加。

〔1〕偃（yǎn 堰）面卧：即仰面而卧。
〔2〕一晌（shǎng 赏）：泛指不多久的时间。

【按语】上述介绍难产妇人用桃仁劈片写字吞服，净纸书本州太守姓名烧灰调服等做法。关于桃仁与纸灰是否有催生作用有待考证，而写“可出”和“太守名字”，是否近乎“祝由”之理留待讨论，但因陈氏系录自《百一选方》，今姑且保留原文，以待勘正。